燕赵古代医家针灸学术思想集萃

主编　王艳君　薛维华　王国明

中国中医药出版社
·北京·

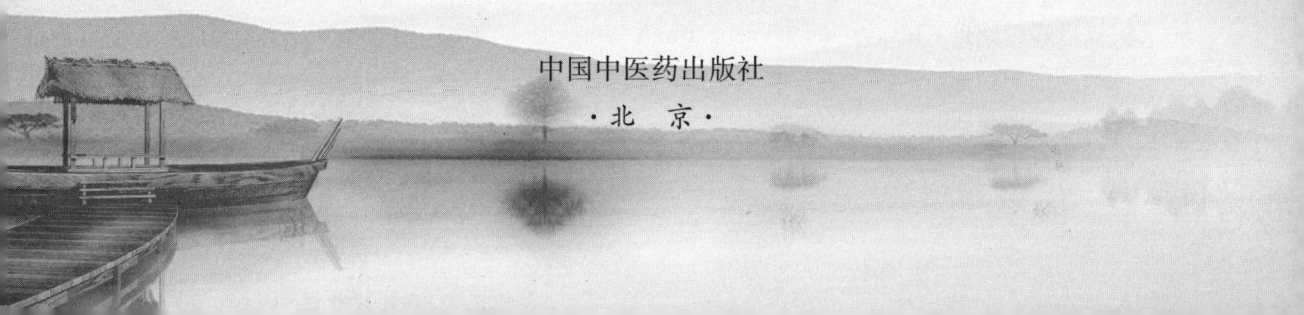

图书在版编目（CIP）数据

燕赵古代医家针灸学术思想集萃/王艳君，薛维华，王国明主编. —北京：
中国中医药出版社，2020.7
ISBN 978-7-5132-6119-7

Ⅰ.①燕…　Ⅱ.①王…②薛…③王…　Ⅲ.①针灸学—研究 Ⅳ.①R245

中国版本图书馆 CIP 数据核字（2020）第 008666 号

中国中医药出版社出版

北京经济技术开发区科创十三街 31 号院二区 8 号楼
邮政编码　100176
传真　010-64405750
廊坊市祥丰印刷有限公司印刷
各地新华书店经销

开本 787×1092　1/16　印张 10.5　字数 206 千字
2020 年 7 月第 1 版　2020 年 7 月第 1 次印刷
书号　ISBN 978-7-5132-6119-7

定价　48.00 元
网址　www.cptcm.com

社 长 热 线　010-64405720
购 书 热 线　010-89535836
维 权 打 假　010-64405753

微信服务号　zgzyycbs
微商城网址　https：//kdt.im/LIdUGr
官 方 微 博　http：//e.weibo.com/cptcm
天猫旗舰店网址　https：//zgzyycbs.tmall.com

如有印装质量问题请与本社出版部调换（010-64405510）

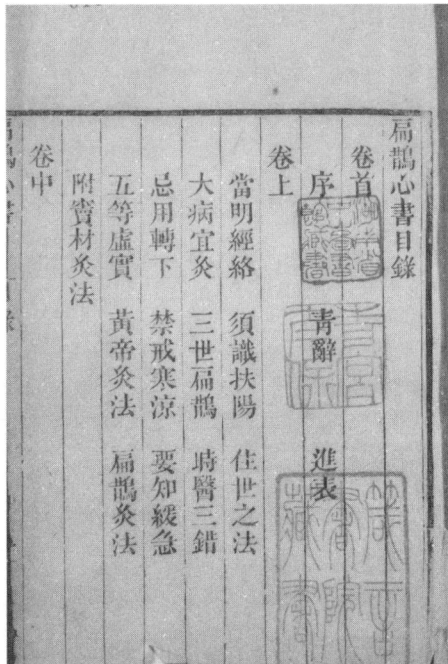

《扁鹊心书》古籍页（1）

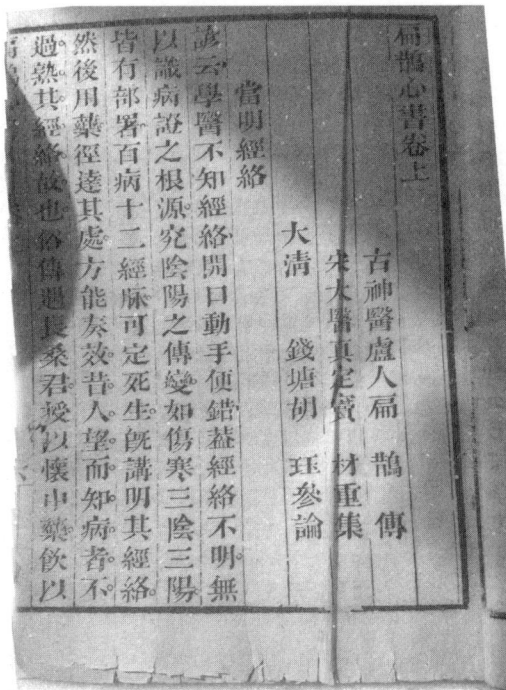

《扁鹊心书》古籍页（2）

種脾病凡諸病困重尚有一毫真氣灸此穴二三
百壯能保固不死一切大病屬脾者並皆治之蓋
脾為五藏之母後天之本屬土生長萬物者也若
脾氣在維病甚不至死此失武之候歟

命關二穴在十四椎兩旁各開一寸五分
凡一切大病于此灸二三百壯蓋腎為一身之根
蒂先天之真源本牢則不死又治中風失音手足
不遂大風癩疾

三里二穴在膝眼下三寸骱骨外筋內宛中舉足取
之

治兩目昏眊不能視遠及腰膝沉重行步乏力此
證須灸中脘臍下待灸瘡發過方灸此穴以出熱
氣自愈

泉山穴在腿肚下挺脚指取之

《扁鹊心书》古籍页（3）

穴在耳尖角上排三指盡處
明二穴在口面骨二瞳子上入髮際
偏頭痛眼欲失明灸此穴七壯自愈
一二穴在脊骨二十一椎下
治太陽連腦痛灸三十壯
腰臉二穴在

前頂二穴在身上入髮際三寸五分
附實材灸法　計五十條
治癲頂痛兩眼失明
一中風半身不遂語言蹇澀乃腎氣虛損也灸關元
五百壯
一傷寒少陰證六脈緩大昏睡自語身重如山或生
黑臍瘟氣吐痰腹脹足指冷過節急灸關元三百
壯可保
一傷寒太陰證身涼足冷過節六脈弦緊發黃紫斑
多吐涎沫發燥熱噎氣急灸關元命關各三百
壯

《扁鹊心书》古籍页（4）

《此事难知》古籍页（1）

精明五色

巽膽 脾兔 遺散生

震肝

艮小腸 肺兔 遺散生

天元圖

七十四難曰從其首繫其數

間象　在表　五化疊元　以應望聞

肝　青　木敦　大敦　臁　曲泉　水合泉　酸　中封　金經　呼　太衝　土俞

泣　行間　水滎　間

心　赤　少府　大火滎　焦　少衝　木井　苦　少海　水合海　言　靈道　金經　神門

汗　土俞

此事難知　二五

《此事难知》古籍页（2）

脾　黃　土俞　太白　香　大都　火滎　甘　隱白　木井　歌　水合　靈泉

肺　白　金經　經渠　涎　商丘　金經　臁　大淵　土俞　辛　魚際　火滎　哭　少商　木井

腎　黑　水合　陰谷　沸　天澤　水合　腐　復溜　金經　鹹　太谿　土俞　呻　然谷　火滎

液　木井　湧泉

地元圖

六十八難曰元證脈合復生五象

陰陽例

陰陽者子午也謂蒙合水火之稱名曰陰陽也十二經
皆有之或感得父氣或感得母氣而病焉子午者乾坤
也乾坤包六子六子附乾坤也故七十難云春夏各致
一陰秋冬各致一陽春夏刺井蒙秋冬刺經合是各致
一陰一陽之義亦謂井經近乎子午然當微瀉其微
補其經大補其合或補瀉反作是寒則留之熱則疾之
故微大補瀉以應春食凉夏食寒秋食温冬食熱假令

《此事难知》古籍页（3）

鍼後於足厥陰經內瀉木字又瀉火字一鍼

子母例

假令見肝病滿悶淋溲便難轉筋又見心病煩心心痛
掌中熱而噦當於足厥陰肝經內木火二字各一鍼

兄妹例

已上子母兄妹名曰四鍼象

假令見足厥陰肝之經太過又薰見膽之證太過是為
兄妹當瀉肝經內木火二字各一針又瀉膽經內木火
二字各一鍼此五法乃人元法也

《此事难知》古籍页（4）

昔有人年少時氣弱常於氣海三里穴灸之節次約
五七十壯至年老添熱厥頭痛雖冬天大寒猶喜寒
風其頭痛則愈微來暖處或見煙火其痛復作五七
年不愈皆灸之過也

荆芥穗（己上各）　川芎（己上各）　蔓荆子　當歸身

蒼术（三分）　酒黃連（二分）　生地黄　藁本

甘草（己上各五分）　升麻　防風（己上各七分）　酒黃蘗

灸甘草（五分）　黃茋（己上各一錢）　酒黃芩　酒知母（各一

《兰室秘藏》古籍页（1）

蘭室秘藏卷中

　　　　　　　　元　李杲　撰

頭痛門

頭痛論

金匱真言論云東風生於春病在肝俞在頸項故春氣
者病在頭又諸陽會於頭面如足太陽膀胱之脈起於
目內眥上額交巔上入絡腦還出別下項病衝頭痛又

《兰室秘藏》古籍页（2）

重刋衞生寶鑑序

衞生寶鑑者羅謙甫所著之書也謙甫東垣弟子
之門人東垣往當時有國醫之目已達實東謙甫
升其堂而入其室者發言造詣酷類其師有禪於前
人之未備書已夜行元末燬于兵燹故今少見全籍
近年以來間有抄録之者又多遺逸獨吳郡韓氏家
藏爲善本蓋後齋韓公恒補其缺略正其訛誤此書
之不墜其有幸矣後齋嘗欲鋟梓以惠於世未
遂而卒遺命爲其子公達公達奉之服膺不忘既刻
煉垣脾胃論及内外傷辨用藥珍珠囊三書已又刻

《卫生宝鉴》古籍页（1）

衞生寶鑑卷之二　　　　　　　　　　　藥誤永鑑

灸之不發

國信副使覃即中四十九歲至元丙寅春病臍腹冷疼完穀不化
足胻寒而逆皮膚不仁精神困弱診其脈沉細而微邊投以大勢
幸辛之劑及灸氣海百壯三里二宂各三七壯陽輔各二七壯三
日後以熨斗灸瘡皆不發後灸前宂依前數亦不發十日後瘡
亦更不作膿瘡口皆乾癸丑歲初三商朝承襲之此灸於爪忽卻地
面亦辛針於覃子聲先生因詢宂腧日凡用針者氣不至而不效灸
之亦不發大抵本氣空虛不能作膿失其所養故也更加不惧邪
氣加之病必不退翼日因語針灸科忽教授亦以爲然至元戊辰
春副使除益都府判到任未幾時風疾半身脈木自汗惡風妄言
笑又多健忘譫言醫以續命湯後發其汗津液重竭其證愈

《卫生宝鉴》古籍页（2）

中風人初覺不宜服腦麝恐引風氣入骨髓如油入麵不能得出

·如痰涎潮盛不省人事煩熱者宜用之下痰神效

中風刺法出雲岐子學醫醫新說

大接經從陽引陰治中風偏括

足太陽膀胱之經出於至陰足小指外側去爪甲角如韭葉

足少陰腎之經湧泉穴足心也起於小指之下趨足心三呼

手厥陰心包絡之經也其直者循中指小指出其端去爪甲如韭葉為井中

金

其效也

足太陽膀胱之經出於至陰足小指外側去爪甲角如韭葉為井

手少陽三焦之經起於小指次指之端去爪甲角如韭葉為井

足少陽膽之經出於竅陰足小指次指之端去爪甲角如韭葉為

《卫生宝鉴》古籍页（3）

井其支者入大指歧骨內出其端還貫爪甲出三毛中〇十

呼二十

足厥陰肝經脈起大指之端入叢毛之際去爪甲如韭葉為井大

敦穴又三毛中十呼大呼

手太陰肺經脈起大指之端出於少商大指內側去爪甲如韭葉

為井其支者此次指之端出其端

手陽明大腸經脈起大指次指之端入次指內側去爪甲如韭葉

為井三呼中指內交三呼

足陽明胃經脈起足大指次指之端去爪甲如韭葉為井其支者

入大指內出其端一呼

足太陰脾經脈起足大指端循指內側去爪甲角如韭葉為井隱

白也十呼

《卫生宝鉴》古籍页（4）

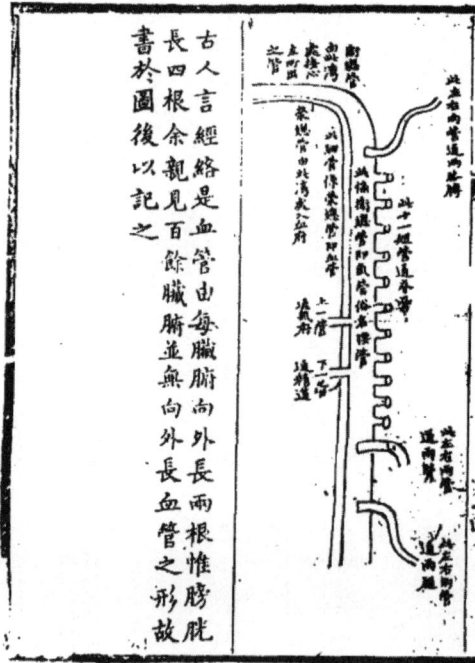

古人言經絡是血管由每臟腑尚外長兩根惟膀胱
長四根余親見百餘臟腑並無向外長血管之形故
書於圖後以記之

《医林改错》古籍页（1）

曰既是瘟毒薑附熱藥芩連涼藥皆有見効者何也余曰
芩連劾在初病人壯毒勝時薑附劾在毒敗人弱氣
衰時又曰有芩連薑附服之不劾而反有害者何也
余曰試看針刺而愈者所流盡是黑紫血豈不是瘟
毒燒煉瘟毒自口鼻入氣管出氣管達於血管將氣
血凝結壅塞津門水不得出故上吐下瀉初得用針
刺其胳膊肘裡灣處血管流紫黑血毒覽血出而愈
或曰所刺是何穴請明白指示余曰余雖善針不必
論是穴名曰尺澤入氣管周身貫通血管周身亦貫

《医林改错》古籍页（2）

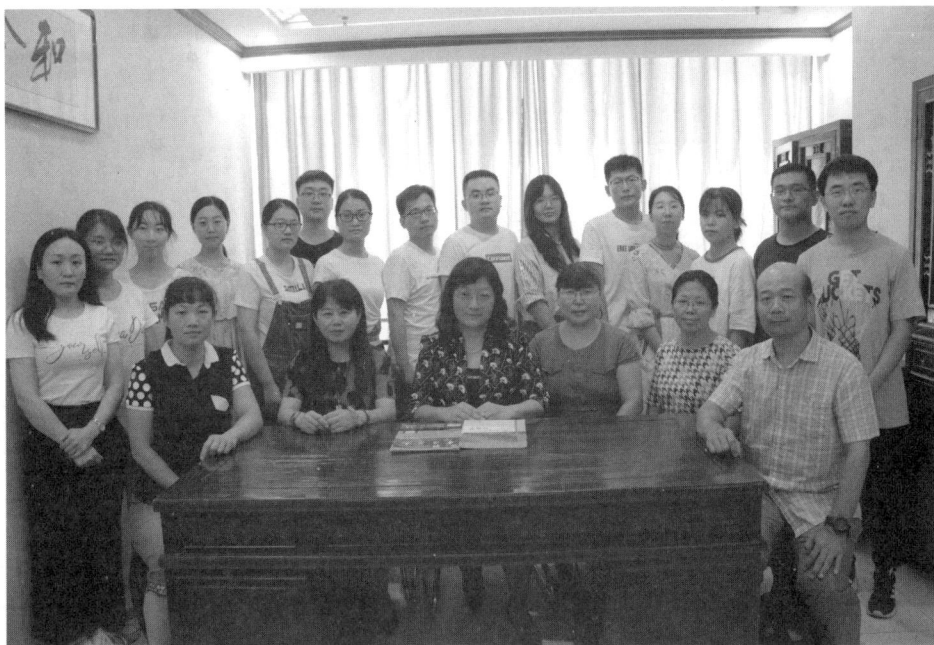

编委会成员

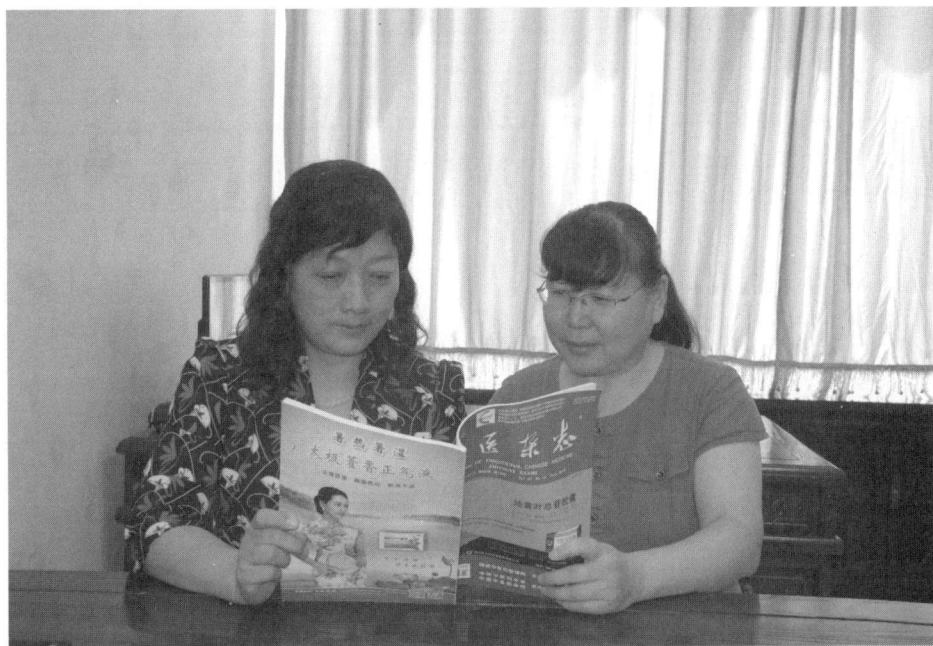

王艳君与薛维华主编

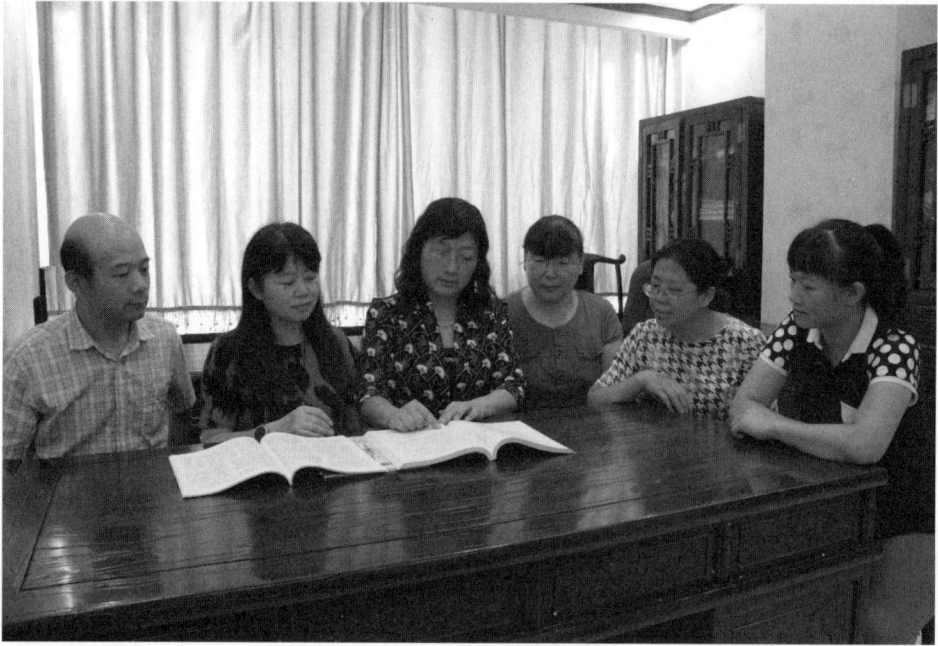

主编与副主编

序一

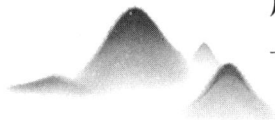

　　"学术流派"是中医传承发展中不可或缺的一个环节，也是中医知识体系的重要源泉。只有那些经几代人传承、在解决临床疑难问题中成效显著的学术流派的诊疗理念和方法，才能被中医理论所吸纳。如燕赵刘完素河间学派的病因病机说，张元素、李东垣易水学派的脏腑寒热虚实辨证说，都为中医理论的完善做出了突出贡献。又如燕赵十大医家中扁鹊重脉、窦材重灸、刘完素重穴、李东垣重刺络放血、窦汉卿重针法等各有特色，都为刺灸法的丰富提供了宝贵的经验。

　　悠悠燕赵，名医辈出，是传承之精华，发扬光大之源泉。学习、分析总结这些名家的经验，是中医发展道路上不可或缺的途径和方法。"遵循中医发展规律、传承精华、守正创新"是新时代对当代中医针灸人提出的殷切希望，也是当代中医针灸人的历史使命。王艳君教授是中国针灸学会理事、河北省针灸学会副会长，《燕赵古代医家针灸学术思想集萃》以河北区域为限定，第一次系统总结了燕赵历史上最具有影响力的十位著名中医学家的针灸理论和临床经验。全书以每一位医家为主线，分为"医家传略与针灸学术思想""临床举隅""学术发微"三部分。其中"医家传略与针灸学术思想"介绍了燕赵名医的传略、著作和针灸学术观点，"临床举隅"旨在领悟医家思想精髓，"学术发微"阐发编者的心得体悟，体现了本书继承创新的编写理念。

　　燕赵十大医家中有的有直接或间接的师承关系，因此，梳理和研究其针灸学术思想的发展脉络对燕赵针灸医学的研究同样具有非常重要的意义。这项工作的完成，也为更好继承和发扬燕赵古代中医名家的针灸医疗经验做出了有益的探索，故乐为之序。

中国针灸学会会长
世界针灸学会联合会主席

刘保延

2019 年 12 月 18 日

序二

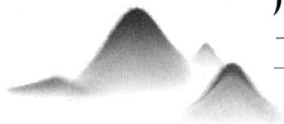

　　燕赵大地孕育着无数中医大家，代有针灸名家涌现，其中不乏像扁鹊、刘完素、李东垣、窦汉卿等这样的中医巨匠，但对于这些古代燕赵名医的学术思想进行系统总结的著作并不多见。我个人曾带领河北省针灸学会部分会员前往元代针灸名家窦汉卿的家乡邯郸肥乡进行考察，组织大家研究挖掘窦汉卿的针灸理论思想，最终于 2001 年撰写并出版了《诠新针经指南》一书。但由于各种原因，对于河北籍其他古代医家的针灸理论，我们始终没有进一步系统整理和研究。

　　王艳君教授是我的本科学生，1995 年起分别师从上海中医药大学的刘炎教授和李鼎教授，攻读针灸硕士、博士学位。1999 年王艳君进入河北医科大学中西医结合博士后流动站，师从李恩教授进行博士后研究工作，其间我与几位老师一起，作为指导老师，使其顺利完成博士后研究工作。王艳君一直从事针灸临床及教学工作，为人忠厚，潜心读书，勤于耕耘，不断实践，此次她凝心聚力，率领全体编写人员，经过两年的努力，完成了《燕赵古代医家针灸学术思想集萃》一书。该书对河北地区古代最著名的十位医家的针灸理论进行了系统整理和总结，为研究继承、发扬光大古代燕赵医学的针灸学术理论做出了一定的贡献。此书的完稿也实现了我早年的夙愿，作为老师甚感欣慰。

　　此书的撰写从医家的传略和代表著作入手，总结梳理针灸学术思想；并通过临床举隅将各医家的中医理论与临床医案相结合，希望以此加深读者的理解和认识；最后又通过学术发微的形式，阐释学术理论，分享编者自己的心得体会，体现了继承创新的创作理念。该书是研究燕赵古代名医针灸理论不可多得的佳作，故乐为之序。

河北省针灸学会会长　康锁彬

2019 年 12 月 16 日

前言

针灸学是中医学的重要组成部分，燕赵大地自古名医辈出，为中医学术的发展做出了贡献。针灸方面，从先秦时期的扁鹊，到元代的窦汉卿，再到近现代的贺普仁等都是具有划时代意义的著名针灸大家。为此我们不禁感叹古代燕赵针灸学术的辉煌，深感整理和总结燕赵古代针灸名家学术思想的重要性，唏嘘继承与发扬这些宝贵财富的艰难。然而对于燕赵古代针灸学术的发扬，首先要立足于继承。而对于学术的继承，重中之重便是对学术思想的挖掘和整理。由此我们萌发了撰写《燕赵古代医家针灸学术思想集萃》一书之念。从这一时刻起，团队的编写人员，满怀为燕赵针灸事业发展而尽己之力的愿望，开始构思准备工作。事情看似容易，真正实施起来却有很多困难。经过两年不懈的努力，几易其稿，本书的撰写终于完成。

本书以河北区域为限定，按照时间顺序，选取了古代燕赵十大医家扁鹊、窦材、刘完素、张元素、李东垣、窦汉卿、王好古、罗天益、王清任、张锡纯。这些医家在我国中医学历史上均占有举足轻重的地位，其中不乏重要医学流派的开山鼻祖。为了更好地传承应用他们的医学思想，本书针对每位医家分为"医家传略与针灸学术思想""临床举隅""学术发微"三个部分。其中第一部分简要介绍该医家的传略生平及其主要著作，继之总结梳理凝练针灸学术思想。第二部分"临床举隅"，列举了该医家或其传人的医案数则，按语主要从理、法、方、穴、药等进行分析，旨在领悟医家临床应用的精髓，启迪后学。第三部分"学术发微"，通过对该医家学术理论的分析，全面反映其学术思想，又以编者自己的心得心悟，分享学习体会和应用经验，体现传承应用、创新发展的编写思路。

本书自2017年8月正式开始，其间全体编写人员认真研读原著，反复修改校正，团结协作，终于使该书的编写得以顺利完成。感谢河北省卫生健康委员会和河北省中医药管理局立项课题"中医药古典文献和传承流派研究"的资助。感谢中国针灸学会会长、世界针灸学会联合会主席刘保延教授为本书作序。刘老师的提携之恩，对河北省针灸事业的厚爱之情，激励着我们传承中医精华，实现守正创新。特别感谢研究生高美兰、李革飞、刘琪、杨洁等在查阅资料、书稿校注方面的辛勤付出。由于我们理论水平及临床经验有限，书中难免存在诸多不足，假如能对同仁有所启发，对燕赵针灸事业有所贡献，则深感欣慰，该书权当抛砖引玉之作。

编 者

2019 年 12 月 18 日

目录

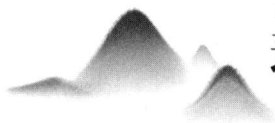

第一章　扁鹊 ·· 001

　第一节　医家传略与针灸学术思想 ······················ 001

　　一、扁鹊传略 ······································· 001

　　二、针灸学术思想 ·································· 002

　第二节　临床举隅 ···································· 006

　第三节　学术发微 ···································· 007

　　一、学术理论 ······································· 007

　　二、心得心悟 ······································· 008

第二章　窦材 ·· 012

　第一节　医家传略与针灸学术思想 ······················ 012

　　一、窦材传略 ······································· 012

　　二、针灸学术思想 ·································· 012

　第二节　临床举隅 ···································· 016

　第三节　学术发微 ···································· 019

　　一、学术理论 ······································· 019

　　二、针灸学术思想的现代应用 ···················· 020

　　三、心得心悟 ······································· 022

第三章　刘完素 ·· 027

　第一节　医家传略与针灸学术思想 ······················ 027

　　一、刘完素传略 ···································· 027

　　二、针灸学术思想 ·································· 028

　第二节　临床举隅 ···································· 030

　第三节　学术发微 ···································· 032

一、学术理论 ··· 032

二、针灸学术思想的现代应用 ··· 033

三、心得心悟 ··· 035

第四章 张元素 ··· 040

第一节 医家传略与针灸学术思想 ······································ 040

一、张元素传略 ·· 040

二、针灸学术思想 ··· 041

第二节 临床举隅 ·· 042

第三节 学术发微 ·· 043

一、学术理论 ··· 043

二、针灸学术思想的现代应用 ··· 048

三、心得心悟 ··· 048

第五章 李杲 ··· 051

第一节 医家传略与针灸学术思想 ······································ 051

一、李杲传略 ··· 051

二、针灸学术思想 ··· 052

第二节 临床举隅 ·· 056

第三节 学术发微 ·· 059

一、学术理论 ··· 059

二、李杲学术思想在针灸领域的现代应用 ··························· 060

三、心得心悟 ··· 062

第六章 窦默 ··· 068

第一节 医家传略与针灸学术思想 ······································ 068

一、窦默传略 ··· 068

二、针灸学术思想 ··· 068

第二节 临床举隅 ·· 077

第三节 学术发微 ·· 080

一、古今医家对窦氏理论的评价与研究 ······························ 080

二、窦默针灸学术理论中独特观点的探讨 ··························· 081

三、心得心悟 ··· 082

第七章　王好古 ·· 085

第一节　医家传略与针灸学术思想 ·· 085

一、王好古传略 ·· 085

二、针灸学术思想 ·· 086

第二节　临床举隅 ·· 088

第三节　学术发微 ·· 091

一、学术理论 ··· 091

二、针灸学术思想的现代应用 ··· 093

三、心得心悟 ··· 095

第八章　罗天益 ·· 101

第一节　医家传略与针灸学术思想 ·· 101

一、罗天益传略 ·· 101

二、针灸学术思想 ·· 101

第二节　临床举隅 ·· 104

第三节　学术发微 ·· 108

一、学术理论 ··· 108

二、针灸学术思想的现代应用 ··· 109

三、心得心悟 ··· 110

第九章　王清任 ·· 116

第一节　医家传略与针灸学术思想 ·· 116

一、王清任传略 ·· 116

二、针灸学术思想 ·· 116

第二节　临床举隅 ·· 117

第三节　学术发微 ·· 120

一、学术理论 ··· 121

二、针灸学术思想的现代应用 ··· 122

三、心得心悟 ··· 122

第十章　张锡纯 ·· 128

第一节　医家传略与针灸学术思想 ·· 128

一、张锡纯传略 ·· 128

二、针灸学术思想 ……………………………………………… 129

第二节 临床举隅 ……………………………………………… 129

第三节 学术发微 ……………………………………………… 133

一、学术理论 …………………………………………………… 133

二、张锡纯学术思想在针灸领域的现代应用 ……………… 136

三、心得心悟 …………………………………………………… 137

后记 ………………………………………………………… 142

第一章 扁 鹊

第一节 医家传略与针灸学术思想

一、扁鹊传略

扁鹊（公元前 407—公元前 310 年），姓秦氏，名越人，战国时期渤海郡郑（今河北省任丘县）人。《史记·扁鹊仓公列传》记载："……为医或在齐，或在赵，在赵者名扁鹊。"因为秦越人医术高明，为人民解除疾苦，于是人们就尊称他为"扁鹊"，扁鹊是正史有记载的第一位医家。

据史书记载，扁鹊跟从长桑君学习医术，得禁方书，从此以行医为业。扁鹊医术全面，除普通内科、外科外，还兼长妇科、小儿科、五官科等，曾为"带下医""耳目痹医""小儿医"，"随俗为变"；其治疗以辨证施治为主，善于综合运用汤剂、砭石、针灸、按摩、酒醪、手术等方法，杂合参用，"因病制宜"。

秦汉以前的古籍多不留作者名，也没有书名、篇名，后人根据司马迁《史记·扁鹊仓公列传》中的记载进行推理，长桑君把"禁方书，尽与扁鹊"，扁鹊带着弟子治疗虢太子尸厥，且此时已有弟子数人，扁鹊当时撰写医学著作也是比较可信的，《旧唐书·经籍志》以及唐代杨玄操所著之《难经集注》均提及《黄帝八十一难经》乃渤海秦越人所作。

《难经》原名《黄帝八十一难经》，又称《八十一难》，是中医现存较早的经典著作之一。《难经》之"难"字，有"问难"或"疑难"之义。全书共八十一难，采用问答方式，探讨和论述了中医的一些理论问题，内容包括脉诊、经络、脏腑、阴阳、病因、病机、营卫、腧穴、针刺、病证等方面。

《难经》是继《黄帝内经》（以下简称《内经》）之后的一部重要著作。关于《难经》的成书年代历来有不同的看法，一般认为其成书约在东汉以前。全书共 81 难，其中论脉 22 难，论经络 7 难，论脏腑 18 难，论病 14 难，论穴道 7 难，论针法 13 难。该书涉及针灸学内容的有 32 难，主要阐述了经络、腧穴、针法等内容，其中包括十二经脉、络脉、奇经八脉、八会穴、五输穴、针刺补泻手法、得气等方面内容。奇经八脉一名首见于《难经》，是区别于十二经脉的一个独立的经脉体系。《二十二难》《二十三难》对手足三阴三阳经脉长度及相关病候进行了描述；《二十六难》描述络脉；《二十七难》《二十八难》《二十九难》等对奇经八脉的概念、循行、病候等进行了简要的论述。《四十五难》首次提出八会穴概念，并对每一穴位进行命名，即"腑会太仓，脏会季胁，筋会阳陵泉，髓会绝骨，血会膈俞，骨会大杼，脉会太渊，气会三焦外一筋直两乳内也"。《六十六难》完善了五输穴理论，补充了心经原穴，并提出原穴是三焦原气留止的部位，阐明了原穴的性质，扩大了治疗范围。《六十九难》首先提出"虚者补其母，实者泻其子"的补泻配穴原则，即子母配穴法。《七十五难》提出"东方实，西方虚，泻南方，补北方"的针刺补泻原则，即泻南补北法。《七十九难》将《内经》的迎随补泻原则诠释为配穴法。这些理论为后世医家学术思想的产生有重要的影响。

二、针灸学术思想

扁鹊是我国先秦时期著名的医家，以扁鹊为代表的医疗实践活动及其学术思想，通过《史记》《内经》《难经》《脉经》等著作记录下来，主要著述有医经类的《扁鹊内经》九卷、《扁鹊外经》十二卷（均已失传）及《黄帝八十一难经》。近些年在成都老官山汉墓出土的《敝昔诊法》（"敝昔"通假为"扁鹊"），推断亦应为扁鹊医学的亡佚著作。扁鹊在切脉、望色、听声、写形等诊疗技术方面与《内经》的诊法一脉相承。《史记·扁鹊仓公列传》说："至今天下言脉者，由扁鹊也。"扁鹊被认为是脉学理论的奠基人。《难经》提出"左肾右命门"之说，为后世医家开创了"命门学说"之先河。扁鹊还在其著作中首次提出"奇经八脉"的概念，并阐述其特点、作用和病证，为后世医家研究奇经八脉提供了参考。

除此以外，《难经》还提出了奇经八脉理论、八会穴、针刺补泻手法等针灸相关学术思想。

（一）首次提出"奇经八脉"的概念

相比《内经》而言，《难经》首次提出"奇经八脉"的概念，对奇经八脉的含义、循行部位和起止，以及疾病表现均进行了详细描述，为后世医家临床治疗提供了宝贵资料。《二十七难》曰："脉有奇经八脉者，不拘于十二经，何也？然：有阳维，有阴维，有阳跷，有阴跷，有冲，有督，有任，有带之脉。凡此八脉者，皆不拘于经，故曰奇经八脉也。"其提出奇经八脉有阳维、阴维、阳跷、阴跷、冲、督、任、带八条经脉，且不拘于十二经之内。《二十八难》对奇经八脉的经脉走行起止进行了详细描述，曰："其奇经八脉者，既不拘于十二经，皆何起何继也？然：督脉者，起于下极之俞，并于脊里，上至风府，入属于脑。任脉者，起于中极之下，以上毛际，循腹里，上关元，至咽喉。冲脉者，起于气冲，并足阳明之经，夹脐上行，至胸中而散也。带脉者，起于季胁，回身一周。阳跷脉者，起于跟中，循外踝上行，入风池。阴跷脉者，亦起于跟中，循内踝上行，至咽喉，交贯冲脉。阳维、阴维者，维络于身，溢蓄不能环流灌溉诸经者也，故阳维起于诸阳会也，阴维起于诸阴交也。"督脉起于胞中，并（脊内）上行至风府，入属于脑；任脉起于胞中，循前阴毛际，入小腹，上关元，到达咽喉部；冲脉起于气冲穴部，与足阳明经并行，夹脐上行，到达胸中；带脉，起于两胁下，围绕腰部一周；阳跷脉与阴跷脉均起于跟中，阳跷脉沿足外踝上行入风池，阴跷脉沿足内踝上行至咽喉，与冲脉相交贯；阳维脉和阴维脉起到维络诸阳经和阴经的作用。《二十九难》进一步对奇经八脉的疾病表现进行了阐述，临床多用于指导治疗，曰："奇经之为病，何如？然：阳维维于阳，阴维维于阴，阴阳不能自相维，则怅然失志，溶溶不能自收持。阳维为病苦寒热，阴维为病苦心痛。阴跷为病，阳缓而阴急，阳跷为病，阴缓而阳急。冲之为病，逆气而里急。督之为病，脊强而厥。任之为病，其内苦结，男子为七疝，妇子为瘕聚。带之为病，腹满，腰溶溶若坐水中。此奇经八脉之为病也。"阳维脉与阴维脉疾病表现为不能自相维系诸阳经与阴经，阳维为病表现为寒热不调，阴维为病表现为心痛；阴跷脉与阳跷脉疾病表现为阳缓阴急或阴缓阳急；冲脉疾病表现为气机上逆，腹内拘急不适；督脉疾病表现为脊柱强直而昏厥；任脉疾病表现为男子疝气、女子癥瘕积聚；带脉疾病表现为腹部胀满，腰部酸软无力，如坐水中。《难经》进一步完善奇经八脉循行理论，如《二十八难》云，"带脉者，起于季胁，回身一周"，对带脉的循行进行了明确阐释，并补充了阴阳跷脉、阴阳维脉的起止循行部位。

（二）发展腧穴理论

《史记·扁鹊仓公列传》中扁鹊治疗虢太子尸厥时所用的方法与腧穴相关，"扁鹊乃使弟子子阳厉针砥石，以取外三阳五会。有间，太子苏"。这里扁鹊使用了"三阳五会"这个腧穴，后载于《针灸甲乙经》中，即"百会穴"。扁鹊是中国医学史上有确切记载的正确认识和运用经络学说并循经取穴进行治疗的第一人。扁鹊所著之《难经》是在《内经》的基础上，对腧穴理论进行了不断完善与创新，现简述如下。

1. 阐明俞募穴的治病机制　《难经·六十七难》指出："五脏募皆在阴，而俞皆在阳者，何谓也？然：阴病行阳，阳病行阴。故令募在阴，俞在阳。"这是关于"阴病行阳，阳病行阴"的理论认识，滑伯仁在其《难经本义·卷下》亦提到"阴阳经络气相互贯；脏腑腹背，气相通应"，也认识到了脏腑腹背经气的联系。其提示脏腑俞、募之气在生理及病理上可以由阴行阳，由阳行阴，阴邪出于阳分，阳邪出于阴分；五脏疾病可出行于阳分，六腑疾病可入行于阴分；在治疗上，《图注八十一难经辨真》云"阴病行阳，当从阳引阴，其治在俞""阳病行阴，当从阴引阳，其治在募"，虽然《难经》未对脏腑俞募穴位名称及位置进行描述，但是为后世研究俞募穴理论奠定了基础，阐述了俞、募穴的治病机制，丰富了俞、募穴理论，为后世医家的脏病取背俞穴、腑病取腹募穴以及俞募配穴方法治疗疾病，奠定了理论基础。

2. 完善十二经原穴理论 《灵枢·九针十二原》和《灵枢·本输》篇中只记述了十一条经脉原穴的名称和位置，缺少手少阴心经原穴的名称及位置。《难经·六十六难》中增加了"少阴之原出于兑骨"，兑骨即掌后锐骨，神门穴在此，其所载"心之原"还是"出于大陵"，将原穴的数目由十一穴发展到十二穴，并且在《难经·六十六难》和《难经·六十二难》中分别解释了五脏"以输为原"和六腑独立设有原穴的道理。《难经·六十六难》曰："十二经皆以俞为原者，何也？然：五脏俞者，三焦之所行，气之所留止也。三焦所行之俞为原者，何也？然：齐下肾间动气者，人之生命也，十二经之根本也，故名曰原。三焦者，原气之别使也，主通行三气，经历于五脏六腑。原者，三焦之尊号也，故所止辄为原。"这就是说，人体生命的根本是脐下肾间动气，这也是十二经根本，名为"原"，而三焦是原气通行的通道，经历于五脏六腑，三焦之气输注的部位为"原"，五脏之气所输注的部位也是三焦之气所留止的地方，因此，五脏以输为原。《难经·六十二难》云："腑者，阳也。三焦行于诸阳，故置一俞，名曰原。腑有六者，亦与三焦共一气也。"这说明，六腑为阳，三焦之气常运行在阳经之间，因而设有独立的腧穴，为六腑原穴。

3. 首次提出了八会穴概念 《内经》未记载八会穴，是《难经》首先提出了八会穴。《难经·四十五难》中记载："腑会太仓，脏会季胁，筋会阳陵泉，髓会绝骨，血会膈俞，骨会大杼，脉会太渊，气会三焦外一筋直两乳内也。热病在内者，取其会之气穴也。"这些记载，不仅清晰地表达了腧穴位置，并且还说明了其主治热病的作用。《难经经释》对其主治热病的作用进行了详细解释，云："热病在内，则邪气已深，不可浅治，故必从其气所会聚之处攻取其邪，乃能已疾也。"后世将八会穴的应用范围进一步扩大，如太仓（中脘穴）治疗脾胃病，大杼治疗骨关节疾病，两乳内（膻中）治疗乳腺疾病等，用于临床治疗疾病，确有很好的疗效而广为应用。

4. 对五输穴进行完善 《灵枢·厥病》中已经有了关于五输穴主治的记载：肾心痛，先取京骨、昆仑，发狂不已取然谷；肺心痛，取之鱼际、太渊；胃心痛，取之大都、太白；脾心痛，取之然谷、太溪；肝心痛，取之行间、太冲等。《灵枢·顺气一日分为四时》中则记载了五输穴的取穴原则，即"病在脏者，取之井；病变于色者，取之荥；病时间时甚者，取之输；病变于音者，取之经；经满而血者，病在胃及以饮食不节得病者，取之于合。"但其论述尚不全面，尚未形成完整的五输穴理论。而《难经》则对五输穴理论进行了完善，《难经·六十八难》记载："经言所出为井，所流为荥，所注为输，所行为经，所入为合。井主心下满，荥主身热，输主体重节痛，经主喘咳寒热，合主逆气而泄。"其论述明确说明了五输穴的定位及主治，并且将五输穴冠以阴阳五行属性，以五行生克理论指导取穴，提出"虚则补其母，实则泻其子"的治疗原则，将五输穴与十天干相配合，结合五行相生相克关系，指导临床治疗疾病，并为后世子午流注取穴法提供了理论依据。

（三）创新针刺补泻手法

《难经》在针刺操作方法上的特点，主要有以下几点。

1. 进针讲究双手配合　《灵枢·九针十二原》记载："右主推之，左持而御之。"《难经》在此基础上，进一步提出双手进针法，《难经·七十八难》说，"知为针者，信其左；不知为针者，信其右。当刺之时，先以左手厌（压）按所针荥俞之处，弹而努之，爪而下之，其气之来，如动脉之状，顺针而刺之"，强调左手按压所针之处的重要性。左手按压所针之处，一是为了感受气至指下的感觉，当气至之时，可以准确下针；二是为了循按针刺部位，使经气更易聚集到指下，起到催气的作用。《难经·八十难》："左手见气来至，乃内针，针入见气尽，乃出针。是谓有见如入，有见如出也。"这句话强调了左手对于何时入针何时出针的时机掌握。

2. 提出子母补泻法、泻南补北法、泻井刺荥法、迎随补泻等针刺补泻方法　《难经·六十九难》提出了"虚者补其母，实者泻其子"的补泻方法，《难经·七十九难》记载："迎而夺之者，泻其子也；随而济之者，补其母也。"补泻理论源于《内经》，《灵枢·经脉》篇记载："为此诸病，盛则泻之，虚则补之，热则疾之，寒则留之，陷下则灸之，不盛不虚，以经取之。"这是子母补泻法的理论基础，《难经·七十九难》进一步举例说明："迎而夺之者，泻其子也；随而济之者，补其母也。假令心病，泻手心主俞，是谓迎而夺之者也；补手心主井，是谓随而济之者也。"心五行属火，木为火之母，土为火之子，五输穴中，心经本穴为荥，荥之子为俞，荥之母为井，因此说泻手心主俞，补手心主井，是子母补泻法的具体应用。《难经·七十三难》中指出："诸井者，肌肉浅薄，气少不足使也，刺之奈何？然：诸井者，木也；荥者，火也。火者，木之子，当刺井者，以荥泻之。"可以根据"实则泻其子"的原则，当需要针刺井穴时，用荥穴来代替，因为井穴处肌肉浅薄，气少不足以激发经气，这就是泻井刺荥法。后世医家将其发挥，如元代汪机《针灸问对》中记载"此说为泻井者言也，若当补井，则必补其合"，因此有"泻井须泻荥，补井当补合"之说。

（四）完善经脉循行理论

黄龙祥认为，老官山汉墓出土的针灸木人带有鲜明的扁鹊医学特征。据其考证，老官山出土医简中第361~628简（起名为"老官山《脉书》"）是已知"十二脉"文本的最早版本，且保存了更早期的经脉文献，特别是反映了"经脉"形成之前"脉"的早期特征。梁繁荣等考证了老官山出土的针灸木人，发现经穴髹漆人像是迄今为止我国发现的最早、最完整的经穴人体模型。其人像身体上用白色或红色描绘的经络线条和穴位点清晰可见，并在不同部位还阴刻"心""肺""肾""盆"等小字；经穴髹漆人像上标记的红色粗线共22条，均在身体两侧，呈左右对称纵向分布，每侧各11条；经穴髹漆人像上描绘的纵行分布的其他25条白线均在身体两侧，大多左右对称，分别为前面11条、背面及侧面14条；这些纵行分布的白线有一部分与红色线条重合，也部分具有《灵枢·经脉》中经脉循行分布的特点。《脉书》的出土为研究古代经络学说的形成与发展提供了十分宝贵的资料。与经穴髹漆人像一起出土的医简中还有《经脉书》，其论及经脉的名称及走向，与经穴髹漆人像上的经脉循行路经联系密切。出土的医简和经穴髹漆人像，其内容介于马王堆汉墓先秦医书和现存医学典籍《内经》成熟的中医理论和经脉学说的内容之间，呈现出承上启下的标志性节点地位，填补了这一学术过渡时期医学资料的空白，有着重要的医学和文物研究价值。

　　《难经》在继承《内经》中有关经脉循行的基础上，补充了《内经》中经脉理论的不足，对经脉理论的完善、腧穴的发展、针刺补泻手法的发挥均进行了论述，使之更加简明扼要，条理清晰。通过以上总结扁鹊《难经》相关针灸学术思想，可以看出其对后世医家的影响深远，例如明代李时珍根据《内经》《难经》的奇经八脉理论，写成《奇经八脉考》一书，对奇经八脉理论进行了进一步整理发挥，提高了认识。金代何若愚根据五输配属五行的五门十变理论，写成《子午流注针经》，为创立子午流注学说打下了基础。八会穴理论一直以来都在指导针灸临床治疗，如王好古《此事难知》用绝骨治百节酸疼，王执中《针灸资生经》用膻中治上气喘咳，明代杨继洲《针灸大成》用章门、中脘治泻痢等均与八会穴理论的影响有关。现代临床中，使用的双手进针法亦来源于《难经》理论，《难经·七十八难》强调针刺操作过程中左手动作的重要性，指出"知为针者，信其左；不知为针者，信其右。当刺之时，先以左手厌按所针荥俞之处，弹而努之，爪而下之，其气之来，如动脉之状，顺针而刺之……不得气，是为十死不治也"。《难经·八十难》所谓"左手见气来至，乃内针，针入见气尽，乃出针"。金代窦汉卿《针经标幽赋》的"左手重而多按，欲令气散；右手轻而徐入，不痛之因"，是对《难经》双手配合进针的具体诠释与发挥。这些理论至今仍指导着临床实践，具有一定的现实意义。此外，《难经·八十一难》提出针刺补泻，《难经·七十八难》谓"推而内之，是谓补；动而伸之，是谓泻"，成为后世提插补泻的依据。因此，《难经》在继承《内经》理论基础之上，对后世针灸医家的传承应用具有指导意义。

第二节　临床举隅

　　《难经》继承发展了《内经》的经脉循行，在阐明经络学说的奇经八脉理论，腧穴学的八会穴、五输穴理论，以及针刺补泻手法有突出成就。由于《难经》着重论述针灸的理论内容，故全书中未涉及临床医案。

第三节　学术发微

一、学术理论

（一）扁鹊脉法

扁鹊在脉法上独有建树，司马迁曾道："扁鹊言医，守数精明，为方者宗，后世循序，弗能易也。"其对扁鹊评价极高，并赞叹道："至今天下言脉者，由扁鹊也。"近代史学家范文澜指出，扁鹊是"切脉治病的创始人"。《内经》有"气口独为五脏主"之说，《难经》开宗明义提出"独取寸口""寸口者，脉之大会，手太阴之脉动也……寸口者，五脏六腑之所终始，故法取于寸口也"。这些记载都是以脉诊为主来诊察脏腑病变的表现。人是一个有机整体，人体内外之间、脏腑气血之间与天地四时之间亦存在着整体联系。《史记·扁鹊仓公列传》记载："故圣人为之脉法，以起度量，立规矩……别人之脉各名之，与天地相应，参合于人，故乃别百病以异之。"提出了"天人相应"的治疗理念，再结合不同人的脉诊特点，从而区分出所患疾病的不同之处。《难经·十五难》论述了脉象与季节的关系，描绘了四时五脏的平脉、病脉与死脉，表现在脉象上呈现出春弦、夏钩、秋毛、冬石的特征，说明人体脏腑气血可随四时季节的变迁发生相应的变化；《难经·七十难》提出了根据人体经气盛衰与四时寒温关系而施针的观点；《难经·七十四难》论述了五脏病应时而刺的取穴方法，《敝昔诊法》中描述了五脏、四时五季之间的相通关系。晋代王叔和所撰《脉经》中记载有大量关于扁鹊对脉诊理论的论述，是扁鹊学派脉诊理论的重要参考资料。通过总结文献发现，扁鹊医学对脉诊的理解主要有以下几点。

1. 脉分阴阳　《脉经·诊损至脉第五》："扁鹊曰……故人一呼而脉再动，气行三寸；一吸而脉再动，气行三寸……平者，无病也，一阴一阳是也。"说的是人体脉气随着气血运行，不断循环往复，平人脉象为无病之脉，分阴脉和阳脉。

2. 脉与天地四时相应　《脉经·诊损至脉第五》："……天有三百六十五日，人有三百六十五节。昼夜漏下水百刻，一备之气，脉行丈二尺。一日一夜，行于十二辰，气行尽，则周遍于身，与天道相合，故曰平。"这说明，人体脉气与天地之气相应，与一日一夜循行与十二经脉，并与十二时辰相合，是为平脉。

3. 通过脉诊判断病位、症状及预后　《脉经·扁鹊脉法第三》："扁鹊曰：脉气弦急，病在肝。少食多厌，里急多言，头眩目痛，腹满筋挛，癫疾上气，少腹积坚，时时唾血，咽喉中干……""扁鹊曰：人一息脉二至谓平脉，体形无苦。人一息脉三至谓病脉。一息四至谓痹者，脱脉气，其眼睛青者，死。人一息脉五至以上，死，不可治也。"这两段话说明，扁鹊通过脉象特点，判断病位所在脏腑，从而可以推断其症状表现，判断疾病预后。《难经》"独取寸口"的诊脉方法是对扁鹊脉学的继承与发展。《难经·一难》有云："十二经皆有动脉，独取寸口，以决五脏六腑死生吉凶之法，何谓也？然：寸口者，脉之大会，手太阴之脉动也。"该篇又说："寸口者，五脏六腑之所终始，故法取于寸口也。"这是中医脉诊的一大进步，至今仍被中医临床实践所沿用。

（二）命门理论

命门理论是扁鹊对后世医家的又一重要贡献，《难经·三十六难》有云："肾两者，非皆肾也。其左者为肾，右者为命门。命门者，诸精神之所舍，原气之所系也。"其提出左肾右命门之说，后经金元医家刘河间、张洁古、王好古等进一步发展为"命门为相火"的说法，张洁古在《脏腑标本虚实寒热用药式》中提到："命门为相火之源、天地之始，藏精生血，降则为漏，生则为秘，主三焦、元气。"朱丹溪提出肾火即相火，亦称真阳、元阳。明代孙一奎认为命门为"肾间动气"。张景岳认为命门居两肾之中，具有水火阴阳的两种性能，赵献可也认同张景岳的说法。虽然诸家论述不同，但都强调了命门作用均以阴精为基础。

扁鹊脉法和命门理论是中医理论重要的贡献，扁鹊脉法主要包含脉分阴阳，脉与天地四时相应，通过脉诊判断病位、症状及预后等内容，至今对临床仍有指导价值。而命门理论提出左肾右命门之说，后经金元医家等进一步继承发展为"命门为相火"说，为今后探索命门理论提供了思考和借鉴。

二、心得心悟

典型验案一　针刺列缺、照海为主治疗喉痹 2 例

例1　张某，女，28 岁，2017 年 7 月 5 日初诊。

主诉：咽干痒、痛，有异物感，干咳少痰反复发作 3 个月。

现病史：患者 3 个月前因发热、鼻塞、喷嚏、流涕等症状，自服抗感冒药物效果不佳，遗留咽干痒、痛，有异物感，干咳等症，检查：体温 37.7℃，神清，咽喉部略红肿，后壁少许滤泡，扁桃体（－），双肺呼吸音清，心脏听诊无异常，腹检无异常。血常规示白细胞正常，淋巴细胞稍高。余（－）。患者为言语治疗师，工作期间说话较多，经常自觉咽喉部不适，口干口苦，喝水后略好转，时有干咳，无痰，无胸闷气短等症，平素易感冒，纳少眠差，二便调，舌红，少苔，脉细数。

西医诊断：急性咽炎。

中医诊断：喉痹，肺肾阴虚证。

治则：滋补肺肾。

针刺处方：尺泽（双）、鱼际（双）、列缺（双）、肺俞（双）、肾俞（双）、复溜（双）、照海（双）。补法，留针30分钟，每天针刺1次，每周5次。

治疗1周后，患者咽部干痒、痛等症状好转，共治疗2周，诸症消失。

例2 陈某，男，43岁，2018年5月17日初诊。

主诉：咽部疼痛、刺痒3周。

现病史：患者3周前出差讲课，发声过度，出现咽喉部不适，咽部疼痛、刺痒，自行服用消炎利咽的药物后症状好转，但停止用药后症状反复发作。检查：咽部充血，扁桃体Ⅰ度肿大，后壁有滤泡，心肺检查（-）。血常规示白细胞高，淋巴细胞稍高，余（-）。患者平素嗜食肥甘厚味，近2日自觉咽喉干痒，时有黄白痰，口臭，纳差，大便黏腻不爽，睡眠尚可，舌淡苔厚，脉弦滑。

西医诊断：急性咽炎。

中医诊断：喉痹，脾虚湿盛证。

治则：健脾化湿利咽。

针刺处方：尺泽（双）、鱼际（双）、列缺（双）、照海（双）、丰隆（双）、中脘、天枢（双）、阴陵泉（双）。泻法，留针30分钟，每天针刺1次，每周5次。另在商阳、照海处行刺血疗法，并嘱清淡饮食。

治疗3次后患者咽痛好转，后继续治疗2周，咽痛、刺痒、大便黏腻等症状消失。

按语： 咽炎属于中医学"喉痹"范畴。本病病位在咽喉，与肺、脾、肾有关。以上2例患者均为发声过度后出现咽喉部经脉受损，故见咽部不适，异物感，咽干痒、疼痛等症状；诊断均为喉痹。例1患者平素体质较差，易感冒，症见舌红少苔脉细数，属肺肾阴虚型。例2患者平素嗜食肥甘厚味，湿热内盛，久而累及脾胃，脾胃气机升降失常，脾虚湿困，湿郁久化热，出现纳差、大便黏腻不爽；内热上熏出现口臭；脾为生痰之源，肺为贮痰之器，故有黄白痰；舌淡红、苔厚、脉弦滑，属脾虚湿盛型。咽喉属肺系，与肺相通，因此，针刺选取尺泽、鱼际手太阴肺经腧穴，以调理肺经气机，通利咽喉。肺脾肾三脏经脉循行均经过咽喉部，因此选取手太阴肺经络穴列缺穴，且列缺穴为八脉交会穴之一，通于任脉，任脉循行至咽喉，故列缺穴可清咽利喉。《灵枢》载"肾足少阴之脉……入肺中，循喉咙，挟舌本"，《奇经八脉考》云"阴蹻者，足少阴之别脉……上循胸里，入缺盆上，出人迎之前，至咽喉"，足少阴肾经与阴蹻脉均循行于咽喉部，足少阴肾经穴位照海亦为八脉交会穴之一，通于阴蹻脉。因此，针刺列缺、照海两穴可调理肺肾气机，滋肺肾之阴、泻虚火，两经协同直达病所。例1采用针刺方法，舒畅咽部气血，例2采用刺血疗法，去其邪热，共奏疏利咽部之效；并根据其他伴见症状配伍肺俞、肾俞以补益肺肾之气，中脘、天枢、丰隆等穴位以健脾祛湿、通腑泻热，共奏祛邪治病之效。

典型验案二　子母补泻法治疗失眠

刘某，女，55岁，退休职工，2017年10月11日初诊。

主诉：失眠2年，加重2天。

现病史：患者2年前生闷气后出现彻夜未眠，伴有心慌胸闷、腰酸耳鸣等症状，服酸枣仁丸、舒乐安定后好转，近2日因情绪不佳出现入睡困难、睡中易醒，醒后难以再次入睡，甚则通宵不寐，伴有眩晕耳鸣，时有烘热汗出，大便偏干，二三日一行，舌尖红，脉弦细数。检查：血压140/90mmHg，心肺听诊（-），腹软无压痛，心电图及头颅CT未见异常。

西医诊断：失眠。

中医诊断：不寐，心肾不交、虚火扰神证。

治则：滋阴降火，宁心安神。

针刺处方：神庭、神门（双）、风池（双）、率谷（双）、合谷（双）、复溜（双）、太溪（双）、曲泉（双）、太冲（双）。复溜、曲泉用补法，神门用泻法，其余腧穴用平补平泻，留针30分钟，每天针刺1次，每周5次。耳穴选取神门、心、肝、肾、内分泌、三焦等配合治疗。

治疗2周后，患者睡眠状况改善，大便一二日一行，后继续治疗4周，诸症消失。

按语：本案患者为女性，55岁，近2年出现睡眠困难，伴有烘热汗出、眩晕耳鸣，且其年龄处于更年期阶段，肝肾气血亏虚于下，虚火上扰心神，而出现失眠、烘热、汗出、耳鸣等症状。《灵枢·根结》记载："用针之要，在于知调阴与阳。调阴与阳，精气乃光，合形与气，使神内藏。"陈士铎在《辨证录》中记载："昼夜不能寐，心甚躁烦，此心肾不交也，盖日不能寐者，乃肾不交于心；夜不能寐者，乃心不交于肾；今日夜俱不寐，乃心肾两不相交耳。"本例患者正属心肾不交引起之失眠，选取足厥阴肝经及足少阴肾经母穴曲泉、复溜，以滋补肝肾之阴，滋阴降火；选取手少阴心经子穴神门以去心之虚火；另外配伍神庭、风池、率谷等穴治疗眩晕、耳鸣等症；合谷、太冲相配，开四关以调理全身气机，使逆乱气机恢复正常。诸穴合用，共奏调整脏腑、调理气血之功，达到安神助眠的作用。

小结

从以上资料可以看出，扁鹊及其医学思想和理念被后世医家继承和发扬，为后世医学发展留下了弥足珍贵的参考资料。黄龙祥在《经脉理论还原与重构大纲》一书中梳理了古代血脉理论到经脉理论的演变过程，他认为从扁鹊"诊脉"到血脉再到经脉理论的建立，均与扁鹊医学有剪不断的"血缘"关系，从扁鹊《脉法》到王叔和《脉经》以及谢士泰《删繁方》、孙思邈《千金翼方》等著作中，均能看到扁鹊医学思想的延续及发展，因此，称扁鹊为"脉学之宗""脉学宗祖"实不为过。

《难经》作为扁鹊医学代表作，被誉为中医药学的四大经典之一，其对针灸学的发展起到了至关重要的作用。《难经》对脉学论述及创见非常详细而精当，其成书虽然在《内经》之后，但是它采撷了《内经》中的精华部分，并进行了发挥，在学术上与《内经》并重，故有"内难"之称。

《难经》主要介绍了脉诊、生理、病理、病因病机、四诊八纲、五行生克、奇经八脉、五输穴、俞穴和募穴等特定穴以及针刺补泻等内容，其对针灸学理论论述详尽，见解独到，便于应用，为后世历代针灸学的发展奠定了良好的基础。徐灵胎在《难经》"本经子母补泻法"的基础上，提出了"异经子母补泻法"，其记载"母，生我之经，如肝虚则补肾经；子，我生之经，如肝实则泻心经"，将五输穴子母补泻之间的关系扩大到十二经之间相互关系，利用相关经的穴位，补母泻子，使疾病痊愈。明代汪机依据《难经》"实者泻其子"的原则，提出"泻井刺荥法"。明代高武根据《难经》"子母补泻"理论，在《针灸聚英》载有"十二经病井荥俞经合补虚泻实"，灵活运用五输穴针法补泻，对于创立"纳支法"起到重大作用。明代徐凤《针灸大全·金针赋》记载：慢提紧按，先浅层后深层的手法为补法；紧提慢按，先深层后浅层的手法为泻法。这种补泻方法，源于《难经·七十八难》"得气，因推而内之，是谓补；动而伸之，是谓泻"，以及《难经·七十六难》曰："当补之时，从卫取气；当泻之时，从营置气……"这种补泻方法沿用为现在针灸临床所用的提插补泻法。

从所搜集的资料来看，现代医家对于《难经》的认识，主要以总结整理运用其学术思想及学术价值为主，尚未有医家在《难经》学术思想基础上提出创建性认识。

参 考 文 献

［1］严世芸．中医各家学说［M］．北京：中国中医药出版社，2017：339.

［2］秦越人．难经［M］．北京：科学技术文献出版社，2003：1-40.

［3］柴铁劬．《难经》对针灸学的贡献［J］．广州中医药大学学报，2000，17（4）：287-290.

［4］黄龙祥．老官山出土汉简脉书简解读［J］．中国针灸，2018，38（1）：97-108.

［5］梁繁荣，曾芳，周兴兰，等．成都老官山出土经穴髹漆人像初探［J］．中国针灸，2015，35（1）：91-93.

［6］王一童，李继明，贾波．《敝昔诊法》的诊断理论探析［J］．中华中医药杂志，2017，32（5）：2276-2279.

［7］马胜，扈培增．扁鹊学派脉学思想初探［J］．中国中医药现代远程教育，2014，12（6）：1-2.

第二章　窦　材

第一节　医家传略与针灸学术思想

一、窦材传略

窦材（约生于1100年，卒于1146年之后），南宋真定（今河北省正定市）人。窦材生于四世业医之家，曾官任开州巡检、武翼郎，50岁前生活于北宋，汴京沦陷后，流寓江南，在衢州（今浙江衢州）野店行医。窦材早年修习张仲景、王叔和、孙思邈、孙兆、初虞世、朱肱医书，临证可治小疾，但大病则疗效不佳，后遇关中老医，习得"救人秘法"，晚年鉴于医界不遵"正道"，于是将先师传授之术结合自身40余年临证经验，编成《扁鹊心书》，于南宋绍兴十六年（1146年）刊行。

《扁鹊心书》托名扁鹊所传，宋代窦材重集，清代胡珏参论，其中中卷载病64种，下卷载病53种并录"周身各穴"；"神方"则著录其常用方药。窦氏重视脏腑辨证，其五脏辨证思想上承钱乙，下启张元素、李东垣，同时深受道家思想影响而重视阳气的作用，反对妄用寒凉攻下药，其温补思想尤重脾肾，是温补学派的早期代表。清代耿文光推崇窦氏温补思想，其《万卷精华楼藏书记》中有云"曾用其法，极有救验"。窦氏临证虽针灸药结合，但重用灸法，对灸法理论的发展有重要贡献。

二、针灸学术思想

窦氏学术思想对于针灸亦有很强的指导意义。《扁鹊心书》书中医案70多则，涉及虚劳、汗后发噫、喉痹等36种病证，单纯以药物治疗医案21则，针灸医案53则，包括灸药结合医案36则、针治医案2则、灸治医案8则、点穴结合药物医案1则等。杨继洲的《针灸大成》为研究针灸医案最多者，其记载的针灸医案仅31则，可见《扁鹊心书》对于针灸治疗方法和思想研究的重要性。

（一）当明经络，辨证选穴，取穴精简

全书第一篇即为"当明经络"，可见窦氏相当重视要明经络以治疗疾病："学医不

知经络，开口动手便错。盖经络不明，无以识病证之根源，究阴阳之传变。今人不明经络，只读药性病机，故无能别病所在。漫将药试，偶对稍愈，便尔居功，况亦未必全愈；若一不对，反生他病，此皆不知经络故也。"其指出明经络是治疗疾病的首要环节，经络没有辨对，不仅疾病可能治不好，还会出现其他疾病。清人胡珏也颇有同感，评论说："经络不明，何以知阴阳之交接，脏腑之递更，疾病情因从何审察。夫经络为识病之要道，尚不肯讲求……用药误人全然不辨。"

《扁鹊心书·卷中·风狂》中云："此病由于心血不足，又七情六欲损伤包络，或风邪客之，故发风狂，言语无伦，持刀上屋。治法：先灌睡圣散，灸巨阙二三十壮，又灸心俞二穴各五壮，内服镇心丹、定志丸。"原文提出风狂是由于心血不足或外邪侵犯心包而导致，病位在心和心包，因此选择心经的募穴巨阙穴和心经的俞穴心俞穴，俞募配伍，再加上镇心丹和定志丸安神定志，共同治疗此病证，是为先辨明经络，后进行施治。体现窦氏精于辨证取穴的，还可见于卷中"厥证"一篇。窦氏认为厥证是由忧思惊恐，致胃气虚闭于中焦，不得上升下降，故昏冒强直，因此灸中脘穴五十壮，以使胃气升降正常，气机运行顺畅来治疗厥证。再如治疗喉痹病时，"此病由肺肾气虚，风寒客之，令人颐颔粗肿，咽喉闭塞，汤药不下，死在须臾者，急灌黄药子散，吐出恶涎而愈"。窦氏认为喉痹病位在肺肾，病机为肺肾气虚，风寒客之，轻者治肺，灸天突穴五十壮。天突为任脉上的穴位，主治咳嗽、哮喘、咽喉肿痛、梅核气、噎膈等呼吸系统疾病，因此肺气虚灸天突穴，以使肺气宣散，利气豁痰，气机通畅则痹自除。窦材还注重五脏辨证，胃部疾患多选用中脘穴，神志及心部疾病选用巨阙、心俞穴居多，而肺病选用中府、天突、肺俞。其选穴少而精，以募穴及躯干部穴位为主，俞募配穴。异病同治和同病异治之法，在窦材的针灸诊疗思想中也明显地体现出来。如同为痞闷，由于"食生杏致伤脾"选左命关穴，"宿食结于中焦"选中脘穴，"伤其肺气"选中府穴。而肺伤寒、汗后发噫、喉痹、虚劳、邪祟、失血、肾厥、休息痢、伤寒昏睡妄语等 16 种不同的病证均选用关元穴治疗，这 16 种病证虽然不同，但是病机均为肾气虚或者元气虚，真气将脱，邪客肾经等，均与肾经或者元气相关。

窦氏在全书中所用的穴位之少更体现了其医学功底之深厚。全书 100 多个疾病中用到的穴位只有 26 个：巨阙、中脘、神阙、阴交、气海、石门、关元、天柱、肺俞、心俞、肝俞、脾俞、肾俞、腰俞、涌泉、承山、三里、中府、食窦、天突、地仓、上星、前顶、目窗、脑空、风府。一般一个疾病一到二三个穴位，取穴少而精，为后世治疗疾病起到了很大的启发和借鉴意义。

（二）养生保健，防治疾病

《素问·四气调神大论》云："是故圣人不治已病治未病，不治已乱治未乱，此之谓也。夫病已成而后药之，乱已成而后治之，譬犹渴而穿井，斗而铸锥，不亦晚乎！"窦氏思想本于《内经》，而又对其思想有所发展，很好地将未病先防、既病防变、病后防复应用到临床治疗中。

窦氏始终以扶助人体阳气为养生疗疾的指导思想，其中"须知扶阳"中讲到"阳精若壮千年寿，阴气如强必毙伤"，强调医者固护阳气的重要性，并提出"人于无病时，常灸关元、气海、命关、中脘，更服保元丹、保命延寿丹，虽未得长生，亦可保百余年寿矣"。其在"住世之法"中曾经讲到一个士兵遇到一个异人，授以他"黄白住世之法"，使其"年至九十，精彩腴润"，别人问其是否有异术，他自述"每夏秋之交，即灼关元千炷，久久不畏寒暑，累日不饥。至今脐下一块，如火之暖"。夏秋之交，本属于阳气由最盛开始转衰的时候，此时灸关元千炷，可固护人体阳气而使阳气盛而不衰以抵御外邪，达到"正气存内，邪不可干"之效。书中同时提到指导人们如何养生，"人至三十，可三年一灸脐下三百壮；五十，可二年一灸脐下三百壮；六十，可一年一灸脐下三百壮，令人长生不老"。此即根据年龄选取灸的频率，年龄大者阳气日渐损耗，灸治频率也应相应增加以固护阳气。养生保健是人类永恒的话题，窦氏指出在年过半百可用灸法固护人体阳气，以使身体强健，可谓与《内经》中的"春夏养阳，秋冬养阴"相契合，也可见其将灸法扶阳作为养生保健的第一大法，对后世的养生有极强的借鉴作用。另外，窦氏治未病也尤其注重治疗时机的把握。如暑月饮食生冷太过，易伤人六腑，针对于此，窦氏认为："凡暑月人多食冷物，若常服金液、全真、来复、保元等丹，自然脾胃调和，饮食不伤，但少壮人须五日一次，恐热上攻眼目也。"针对暑月易伤脾胃，可提前服用药物以调和和固护脾胃，避免伤及脾胃以引发他病。

在既病防变和病后防复中，窦氏也注重艾灸早期使用以固护阳气的作用。"若灸迟，真气已脱，虽灸亦无用矣；若能早灸，自然阳气不绝，性命坚牢。"书中多次强调延误治疗时机，阳气已脱的后果：治气脱，"此证须早治，迟则元气亦脱，灸亦无及矣"；治汗后发噫，"伤寒惟太阴、少阴二证，死人最速，若不早灸，虽服药无效。不信，至九日，泻血而死"；治破伤风，"速灸关元三百壮可保，若真气脱，虽灸无用矣"。窦氏治未病思想主要以扶阳为主，固护脾肾之阳，善用艾灸温补阳气，其理论对现代的养生及疾病防治均具有很重要的指导意义。

（三）注重扶阳，灸壮数大

《扁鹊心书·卷上·须识扶阳》中提到："阳精若壮千年寿，阴气如强必毙伤……阴气未消终是死，阳精若在必长生……盖人有一息气在则不死，气者阳所生也，故阳气尽必死。"《素问·生气通天论》中也指出："阳气者若天与日，失其所，则折寿而不彰，故天运当以日光明。"阳气的盛衰直接决定机体的抗病能力，"正气存内，邪不可干"，阳气盛则机体抵御外邪的能力强，身体强壮；阳气虚衰则机体抗病能力弱，身体易受疾病侵扰。可见窦氏早已认识到扶阳的重要性，尤其重视脾肾阳气有无受损。而艾灸本身作为一种提升正气、补充阳气的治疗方法，得到了窦氏的重用，书中用大篇幅讲述了灸法的应用。对于灸法的适应证，其认为大病宜灸，"世有百余种大病，不用灸艾、丹药，如何救得性命，劫得病回"，且施灸时间要早，重病时灸量要大；住世宜灸，重视无病时的防病保健；扶阳也宜灸，尤其注重温补脾肾之阳。窦氏灸治大病动辄三五百壮，例如：灸治伤寒六脉缓大、昏睡自语、身重如山，或生黑魇、噫气、吐痰、腹胀、足指冷过节，急灸关元三百壮；灸治霍乱四肢厥冷、六脉微细、阳气欲脱，急灸关元三百壮；灸治消渴多食、四肢羸瘦、困倦无力，灸关元五百壮；灸治虚劳咳嗽潮热、咯血吐血、六脉弦紧、肾气损而欲脱，急灸关元三百壮。而书中仅提到几例病证灸量较少，如治疗痹证膝痛灸三十壮，瘰疬灸三七壮，颓癣、秃疮灸三壮，其可能是因为部位不易施灸，或皮肤薄嫩而减少了灸量。其所选取的部位大多为部位平坦、肌肉丰厚之处，常为命关、关元穴，可见窦氏通过灸量大以扶阳固护先后天之本为治疗疾病的思想。

古时艾灸多为瘢痕灸，因此在灸量大的情况下易使患者产生较大的痛苦，也不易为人所接受。窦氏也想到了这个因素，因此发明了睡圣散，即在灸前服用睡圣散，使人昏睡过去而不会感觉到艾灸的痛苦，"唯是膏粱之人，不能忍耐痛楚，当服睡圣散，即昏不知痛"。睡圣散的药物组成为山茄花、火麻花。为消除人们对此药的疑虑，窦氏还以身试法，"其睡圣散余自用灸膝神效，放心服之，断不误人"，体现了古代医家处处为患者着想的无私情怀，消除了患者对于艾灸疼痛的顾虑，有利于灸法的推广，也为后世的外科学等学科奠定了麻醉基础。

（四）灸药并用，固护脾肾

灸药并用，为窦氏治疗疾病颇具特色的一种方法。窦氏在《扁鹊心书·卷上·住世之法》中就曾提出"灼灸第一，丹药第二，附子第三"，可见窦氏对于灸法的重视。卷上"大病宜灸"中提到"医之治病用灸，如做饭需薪，今人不能治大病，良由不知针艾故也"。卷上也分别介绍了"黄帝灸法""扁鹊灸法"和"窦材灸法"。全书卷中68种病证中，灸药并用者就有51种病证。其中命关、关元两穴为用到最多的两个穴位。命关即食窦穴，位居胸部，为宗气所居之所。宗气不仅对呼吸和血脉运行有推动作用，而且与视听言动机能关系密切。脾为气血生化之源，命关穴属足太阴经，可健运中焦，养心益肺，调补宗气。《扁鹊心书·卷上·扁鹊灸法》强调，命关"能接脾脏真气，治三十六种脾病。凡诸病困重，尚有一毫真气，灸此穴二三百壮，能保不死。一切大病属脾者并皆治之"。关元为元阴元阳交关之所，乃人生之关要、元气之居所，是常用的调补元气、强身健体要穴。两穴一上一下，先天后天兼顾，施以艾灸之法，温补脾肾，即"灸关元以救肾气，灸命关以固脾气"。窦氏固护脾肾的思想在全书很多病中都有所体现，如卷中"中风人气虚中满"一篇中写道："此由脾肾虚疲不能运化，故心腹胀满，又气不足，故行动则胸高而喘……宜金液丹、全真丹，一月方愈。重者，灸命关、关元二百壮。""肾虚则生气之原乏，脾虚则健运之力微"，温补脾肾，可起益气健运、调气回阳之效。

窦氏灸药并用，以固护人体的脾肾之气，固护人体的阳气，其在治疗脾劳中记载："急灸命关二百壮，服草神、金液，甚者必灸关元。"因此在用药方面，以金液丹为例，全书共出现 60 处。关于该剂，《太平惠民和剂局方》记载："金液丹固真气，暖丹田，坚筋骨，壮阳道，除久寒痼冷，补劳伤虚损。治男子腰肾久冷，心腹积聚，胁下冷癖，腹中诸虫，失精遗溺，形羸力劣，脚膝疼弱，冷风顽痹，上气衄血，咳逆寒热，霍乱转筋，虚滑不利。又治痔湿生疮，下血不止，及妇人血结寒热，阴蚀疳痔。"可见金液丹温补效果之强。除此之外，其他汤药中，也多为硫黄、附子等温补脾肾阳气之药，且用药味数少，药简而力专，这对于后世有很强的借鉴意义，但对于其中有毒的药应该辨证，慎重使用，切勿盲目，以免出现意外。

除针灸学术思想外，窦材将注重扶阳、固护脾肾的学术思想贯穿全书始终。作为温补学派早期代表，窦氏诊疗尤其注重阳气的固护，从脾肾论治也是以扶养脾肾之阳为主，其具体思想详见学术发微论述。

第二节　临床举隅

窦材为北宋期间著名医家，其辨证辨病尤重脏腑，受道家思想影响，重视温补脾肾，反对妄用寒凉攻下药，是温补学派的早期代表。虽然窦材针、灸、药三者俱用，但其治疗方法尤重于灸，提出治病当明辨经络脏腑、重灸以固护脾肾及"住世之法"等理论，对灸法的理论发展做出了重要贡献。本节摘取其代表著作《扁鹊心书》中 5 篇临床医案，汲取其治病思想及方法，以对现代临床诊疗思路提供参考。

案一　住世之法

绍兴间刘武军中步卒王超者，本太原人，后入重湖为盗，曾遇异人，授以黄白住世之法，年至九十，精彩腴润。辛卯年间，岳阳民家多受其害，能日淫十女不衰。后被擒，临刑，监官问曰：汝有异术，信乎？曰：无也，唯火力耳。每夏秋之交，即灼关元千炷，久久不畏寒暑，累日不饥。至今脐下一块，如火之暖。岂不闻土成砖，木成炭，千年不朽，皆火之力也。死后，刑官令剖其腹之暖处，得一块非肉非骨，凝然如石，即艾火之效耳。（《扁鹊心书·卷上·住世之法》）

按语：本案体现了阳气的重要性，其中肾阳又称为元阳、真阳，为一身之根，为"五脏阳气之本"，肾主蛰、守位，"守卫"指肾中相火（肾阳）潜藏不露，以发挥其温煦、推动等作用。窦氏尤其善于通过灸法温补脾肾之阳，其灸壮数大，穴简而精，而疗效明显，可体现出窦氏深厚的医学底蕴。本例以灸关元穴为主，关元为一身元气所在之处，能培肾固本、补益精血、调气回阳。现代研究表明，艾灸可增强白细胞计数，增强机体防御功能，并可增强巨噬细胞吞噬功能以提高机体免疫力，还可改善血液循环，对血流动力学紊乱有调整作用。因此常灸关元穴，无病时可预防保健，补火温阳，延缓衰老，提高机体抵御邪气的能力；有病时则可扶助正气，祛邪外出，且防病传变，是实用的保健要穴。

案二 虚劳

一人病咳嗽，盗汗，发热，困倦，减食，四肢逆冷，六脉弦紧，乃肾气虚也。先灸关元五百壮，服保命延寿丹二十丸，钟乳粉二钱。间日，服金液丹百丸，一月全安。（《扁鹊心书·卷中·虚劳》）

按语：虚劳是以脏腑亏损，气血阴阳虚衰，久虚不复成劳为主要病机，以五脏虚证为主要临床表现的多种慢性虚弱证候的总称。虚劳虽为脏腑功能虚弱之故，却以脾肾亏虚为主。脾肾为先后天之本，窦材认为"脾为五脏之母，肾为一身之根"，脾肾之气在，则津液四布，神精内守，五脏调和，百病可安。针对虚劳之肾虚咳嗽，窦材提出此病需要注意以下几点：首先，虚劳需早灸，注意最佳的治疗时期；其次，要注意固护脾肾，不仅在治疗上温补脾肾之气，生活中也要注意调摄，若先天元气不足，则忌犯房事以损元气，再发必死。治疗时首先温补脾肾，灸关元五百壮以固肾气，后服保命延寿丹、钟乳粉、金液丹以巩固疗效。徐灵胎谓："硫黄乃石中得火之精者也，石属阴而火属阳，寓至阳于至阴，故能治阴分中寒湿之邪。"《本草图新》曰硫黄"秉纯阳之精，益命门之火，热而不燥……亦救危补剂"。可见硫黄作为壮阳之品，是温补肾阳之良药。然而硫黄的毒副作用限制了其现今的应用和推广。

案三 头晕

一人头风，发则旋晕呕吐，数日不食。余为针风府穴，向左耳入三寸，去来留十三呼，病患头内觉麻热，方令吸气出针，服附子半夏汤永不发。华佗针曹操头风，亦针此穴立愈。但此穴入针，人即昏倒，其法向左耳横下针，则不伤大筋而无晕，乃《千金》妙法也。（《扁鹊心书·卷中·头晕》）

按语：风府穴为督脉上的穴位，《素问·骨空论》云："大风颈项痛，刺风府。"风府对于治疗头痛、眩晕、项强、中风不语等具有很好的效果。窦氏除认识到风府为头晕的特效穴外，"向左耳入三寸，去来留十三呼，病患头内觉麻热，方令吸气出针"体现了窦氏熟练应用针刺角度与深度、补泻手法、得气感等，其对后世针法的发展奠定了扎实的基础。《素问·刺要论》云："病有浮沉，刺有浅深，各至其理，无过其道。"研究表明，针刺方向、角度及深度是影响针刺镇痛疗效的关键因素，其中针刺方向不仅与经脉循行方向有关，还可针向病灶，透刺常被用于偏头痛的治疗；针刺角度包括平刺、直刺、斜刺，但目前缺乏不同角度针刺的对比研究。

明代汪机云："针灸之法，难不在穴，在手法尔。"现代研究已认识到针刺手法与疗效的关系仅仅是冰山一角，窦氏在书中详细列举了针刺手法对于头风的良好疗效。随着现代研究的逐渐深入与临床应用的广泛，包括石学敏教授醒脑开窍针法的针刺角度、得气感、针刺手法等，均可说明窦氏针灸思想对于现代针灸发展的指导与创新奠定了基础。

案四　失血

一人患脑衄，日夜有数升，诸药不效。余为针关元穴，入二寸留二十呼，问病患曰：针下觉热否？曰：热矣。乃令吸气出针，其血立止。一法治鼻衄与脑衄神方，用赤金打一戒指，带左手无名指上，如发作时，用右手将戒指捏紧，箍住则衄止矣。（《扁鹊心书·卷下·失血》）

按语：窦氏对于血证颇有自己独到的见解，其认为血证不可见血止血，而应详查病因；治疗上崇尚温补，但也注重辨证论治；认为固护元气对于血证的转归意义重大，治疗时嘱患者要调起居，慎房事，节饮食，注意日常的调护；重视灸法，善于灸药并用，结合外治及针灸疗法，可见其善于用灸法而不拘泥于灸法。文中脑衄针关元穴首先固护住患者的元气，元气强则气可行使摄血之功能，使血不再出。其用赤金打戒指戴在无名指上则灵活应用了压迫相关经脉止血的方法。窦氏对于血证的认识集中反映在重视培补元气及不能妄用寒凉攻下药止血，这对于现今治疗血证纠正偏颇及治疗思路均具有指导意义。

案五　邪祟

一贵人妻为鬼所着，百法不效。有一法师书天医符奏玉帝，亦不效。余令服睡圣散三钱，灸巨阙穴五十壮，又灸石门穴三百壮，至二百壮，病患开眼如故，服姜附汤、镇心丹五日而愈。（《扁鹊心书·卷中·邪祟》）

按语："邪祟"之名首见于《扁鹊心书》，中国学者对针灸病谱的研究结果表明，针灸对16类461种病证可发挥治疗作用，而其中一类疾病就是精神、情志疾病，包括失眠、抑郁、焦虑、癫痫、神经官能症等。现代研究也发现灸法具有非常好的宁心安神作用，对于治疗神志病有较好的疗效。窦氏认为邪祟为病是由于"元气虚弱，或下元虚惫，忧恐太过，损伤心气，致鬼邪乘虚而入，令人昏迷，与鬼交通"，即病因主以阳虚为本，故应以培阳补元为治疗原则，其重用灸法，且灸数量大，以培补脾肾穴位为主兼顾辨证取穴。文中巨阙为心之募穴，灸巨阙可直达补益心之阳气之功，石门为小肠经募穴，心与小肠相表里，故灸巨阙、石门均可补益心阳。且《针灸资生经》言石门穴"一名丹田"。故重灸石门可温补一身之阳气，加之姜附汤、镇心丹口服可培元补肾，达到巩固疗效，防止复发的目的。

第三节　学术发微

关于窦材的针灸学术思想前已叙述，但是其对于中医的研究不限于此。

一、学术理论

据历史记载，《扁鹊心书》成书于1146年，可见窦材处于宋金拉锯时期，当时医学流派众多，"医之门户分于金元"，《金史·本传》载张从正"精于医，贯穿《素》《难》之学，其法宗刘守真，用药多寒凉"，刘河间、张从正寒凉攻邪之说相继而起。而窦材早年得黄帝心法，家传并博览学习张仲景、孙思邈等六人的医术著作，以为医理已尽，然而发现"调治小疾百发百中，临大病百无二三，每怅己术之不精也"；后遇关中老医，才得知自己所学并非岐黄正派，仅小技尔，遂从师三年，深得其学，治病百发百中，自称三世扁鹊，由此编撰此书，针砭苦寒时弊之余，提出温补脾肾，注重扶阳的观点，其重灸学说独树一帜，"灼艾第一""灸补脾肾""须知扶阳"的思想丰富了灸法理论，成为温补派、重灸派的重要医家。元代易水学派医家罗天益则受其影响，治疗疾病中注重固护元气，补益脾胃，提出"相火阳精不足"，"当温之以气"，也善于应用中脘、气海、足三里来灸补脾胃之气，其温补思想与窦氏一脉相承。明代薛己也脾肾并重，提出"人得土以养百骸，身失土以枯四肢"。而对于灸法的传承，张介宾在《景岳全书》中认为"凡用灸法，必其元阳暴脱，及营卫血气不调，欲收速效，惟艾火为良。然用火之法，惟阳虚多寒，经络凝滞者为宜……灸非风卒厥危急等症：神阙用净盐炒干，纳于脐中令满，上加厚姜一片盖定，灸百壮至五百壮，愈多愈妙"，说明张介宾亦继承了窦氏灸法温补、重症多灸的思想。窦材对于灸法扶阳，温补脾肾的重视，丰富和完善了灸法理论，其对诸多病证采用灸法治疗或者灸药结合的方式大大地拓展了灸法的治疗范围，对灸法学术发展做出了卓越的贡献，现将其学术思想概述如下。

（一）注重扶阳

窦材将注重扶阳，固护脾肾的学术思想贯穿全书始终。作为温补学派早期代表，窦氏诊疗尤其注重阳气的固护，从脾肾论治也是以扶养脾肾之阳为主。"住世之法"曾提出"保命之法，灼艾第一，丹药第二，附子第三"，窦氏喜好采用灸法治病，利用了灸法可以温养阳气的作用。除此之外，窦氏也善于灸药结合治疗疾病，其常用丹药以金液丹为例，成分以硫黄为主，以及常用附子，均有补火助阳之效，由此可看出窦氏扶阳的诊疗思想渗透全书。窦氏尤其强调妄用寒凉及转下的后果，"寒苦转下之药，动人脏腑，泄人元气"，"溺于滋阴苦寒之剂，殊不知邪之中人，元气盛则能当之，乃必凉药冰脱，反泄元气，是助贼害主也"。其对于当时应用苦寒诊疗思想提出质疑并起到一定的纠偏矫正作用，也从反面再次印证了温补阳气的思想。

（二）固护脾肾

固护脾肾也渗透进窦氏的诊疗思想中，窦氏熟练掌握五脏辨证，脾肾阳虚的辨证也明显体现出该部著作的学术思想倾向。其治疗无不从脾肾着手，窦氏认为"脾为五脏之母，肾为一身之根"，"脾肾为人一身之根蒂，不可不早图也"。在卷中"臌胀"这一篇中我们可以看到臌胀本因脾气虚衰，不能运化水液，或者由于他病攻损胃气导致难以运化而肿大如鼓。窦氏从脾肾论治，先温补脾阳，脾气散精，运化水液，使水液从小便而走，再温补肾气，先后天互促互助，互滋互制，共同使水液代谢协调平衡。此外，方药的使用也可验证温补脾肾这一治法。窦氏常用金液丹、姜附丹等丹药共奏助脾肾阳气之功，其中金液丹以硫黄为主补火助阳，姜附汤以干姜、附子为主方。《本草求真》记载"干姜大热无毒，守而不走，凡胃中虚冷，元阳欲绝，合以附子同投，则能回阳立效"，故书有"附子无姜不热"之句。二药合用，可起温里逐寒救逆之功，灸药并用，可使"永不发矣"。由此可见窦氏注重扶阳，固护脾肾的思想贯穿全书，又相互参见，其思想独树一帜，衔接了钱乙与张元素的五脏辨证思想及脾胃学说，为后世医家不管是治病救人，还是指导养生，均具有很重要的借鉴意义。

二、针灸学术思想的现代应用

（一）"养生保健，防治疾病"的现代应用

窦氏在"住世之法"中就提出"一年辛苦惟三百，灸取关元功力多，健体轻身无病患，彭篯寿算更如何"，可见窦氏十分认可艾灸关元穴对于保健的重要性。灸法可以延年益寿且具保健功效，《医学入门》记载，"凡一年四季各要熏一次，元气坚固，百病不生""凡病药之不及，针之不到，必须灸之"，古人对灸法可以保健的认可对于现今有很强的指导作用。

解秸萍等发现逆灸关元可有效预防更年期大鼠的脂质代谢异常变化，对于调脂具有明显的后效应，并且认为逆灸的延年益寿功效与这种后效应可能有很大的关系。临床研究也证实了艾灸治未病效果很好，唐农等研究发现艾灸作为一种有效的干预措施，可明显降低椎-基底动脉平均血流速度，减少中风的发生，达到未病先防的目的。另外，临床常用关元、气海、命关、足三里等穴位，与书中补益脾肾、扶助阳气相符合。

（二）"灸药并用，固护脾肾"的现代应用

灸和药虽为两途但效力则一，故二者合用，力专效宏，虽痼疾重症亦能除之。窦氏在治疗神疑病时提到"此证寻常药饵皆不能治，惟灸艾及丹药可保无虞"，可见灸药

并用治疗疾病之妙。窦氏在治疗其他疾病过程中也常常在灸法的基础上配合助阳之品同服，固护脾肾二阳之气，其效力倍增。闪光勋教授认为溃疡性结肠炎以脾肾阳虚为本，湿热瘀邪为标，根据中医五行生克乘侮原理，故治以温补脾肾为主，疏肝化湿为辅，外用艾盒灸法治疗，其中中药内服以附子、肉桂、干姜为主配以疏肝健脾祛湿之药，艾盒灸神阙及双侧天枢穴，以达通阳止泻之功。此外，现代研究也证实灸药并用在治疗一些疾病时能取得更好疗效。苏敏等认为骨质疏松从临床症状表现可归为"骨痿""骨痹""痹痛"，肾为先天之本，主骨生髓，肾阳为命门之火，推动着骨骼的生长、发育、强壮，脾胃乃后天之本、气血生化之源，"清阳实四肢"，只有先后天相互资助，共同促进，才能不断充养脏腑和骨骼，故脾肾强劲则筋骨坚固有力，因此采用灸药结合治疗本病，结果证明艾灸与中药结合治疗骨质疏松之脾肾阳虚证，不仅能提高患者骨密度水平，而且可以改善患者腰腿疼痛等临床症状，疗效明显优于单纯中药治疗。

（三）"注重扶阳，灸壮数大"的现代应用

灸法作为中医传统治疗方法的重要组成部分，其扶阳的特性早在《本草纲目》中对于"艾"的定义中可以看出："艾叶苦辛，生温，熟热，纯阳之性，能回垂绝之阳，通十二经，走三阴，理气血，逐寒湿，暖子宫，以之灸火，能透诸经而除百病。"窦氏重用灸法，也是应用灸法可以固护、调理人体一身之阳气，其扶阳思想与其他思想一脉相承又相互联系，其在辨证论治中可体现于温补脾肾之阳，而在针灸施治中最能体现扶阳思想的则是灸法，不仅指出当时苦寒治病的弊端，而且使古代及现代医家受此启发，很好地将扶阳思想应用到疾病治疗中。明代张景岳注重灸法的扶阳作用，张氏认为灸法"有散寒邪、除阴毒、开郁破滞、助气回阳"之功，是扶助人体阳气的重要手段，可以弥补药物之不足，善于应用灸法治疗内外妇儿等各种病证，并在中风一病中提及"凡卒年中风者，神阙最佳。中风服药，只可扶持，要收全功，艾火为良"。其作为温补学派的代表人物，对于窦材思想的发扬及传承起到了非常重要的作用。"阳精若壮千年寿，阴气如强必毙伤"，现代学者以此理论为发挥，在临床中使用灸法治疗疾病，效如桴鼓，尤其是经常使用灸法用于治疗阳虚型患者，恰与其扶阳思想相对应。聂斌等发现扶阳火艾灸治疗阳虚型癌因性疲乏疗效优于单纯火疗组及常规对照组，其依据《扁鹊心书》"保命之法，灼灸第一，丹药第二，附子第三"的理论，发展外治扶阳法，将艾灸、特制扶阳药酒、火疗、推拿结合在一起，通过刺激督脉及足太阳经经气，激发人体一身之阳气，而达到温通经脉、固本培元的作用，提高癌症患者的生活质量。窦氏认为"大病宜灸"，因此在疾病治疗中动辄百壮，而灸数与人体阳气的盛衰密切相关。现代学者据此也开展了对于灸量的研究。王建珠等为探讨不同灸量的隔姜灸对高脂血症大鼠神阙穴局部间隙连接蛋白（Cx43）的影响进行试验研究，发现在调脂影响中9壮效果优于6壮与3壮，提示艾灸9壮较其他数量可刺激神阙局部Cx43

的表达。

（四）"当明经络，辨证选穴，取穴精简"的现代应用

针灸是通过经络穴位而起作用的，所以针灸临床除了辨病和辨证外，还必须辨经，进一步确定病与何经相关，应该取何经何穴进行治疗。经络证治是针灸临床最重要最鲜明的诊疗特点，其重要性恰如窦材所言："学医不明经络，开口动手便错。"经络系统遍布全身内外上下，通过内联脏腑、外络肢节发挥调节气血、平衡阴阳的作用。而不同的病证对应不同的经络系统，这就要求在治疗疾病时需先辨别经络，再选穴施治，故《灵枢·卫气》说："能别阴阳十二经者，知病之所生。候虚实之所在者，能得病之高下。"《外科大成》云："人生之有经络，犹地理之有界分，治病不知经络，犹捕盗不知界分……惟经络一明，然后知症见何经，用何经之药以治之，了然无谬。"清代胡珽同样提出"经络不明，何以知阴阳之交接，脏腑之递更，疾病情因从何审察。夫经络为识病之要道，尚不肯讲求……用药误人全然不辨"。因此针刺治病必须通过辨证取穴，或是按病变部位循经辨证，或是按症状进行脏腑辨证，方能达到治愈疾病的目的。现代医家研究证实循经辨证取穴治疗疾病可达到事半功倍之效。彭静山治疗疔毒时，根据病发部位及经脉循行进行辨经论治，选取起止穴，效果显著。武连仲教授曾言："善用兵者，兵不在多而在精；善用针者，穴不在多而在精。选穴要针对辨证服从治则，一经中穴异而治同，选穴配伍，当权衡利弊而定取舍。"其治疗脑病时取穴精简，注重腧穴的特异性作用，讲究用穴同中求异之精，组方穴少之简，强调抓住病机关键进行辨证论治，再次印证了窦材针灸思想的实用性。

三、心得心悟

笔者在临床治疗中十分尊崇扶养阳气、固护脾肾、注重灸法、辨别经络，并取得了很好的疗效。笔者认为阳气好比保卫人体的士兵，分布于肌肤体表，防御外邪入侵，而人体阳气尤以脾肾二阳最为重要。《医宗必读》曰："脾肾者，水为万物之元，土为万物之母，两脏安和，一身皆治，百疾不生。"脾为后天之本、气血生化之源，脾胃之气充足，化生营气与卫气充足，在外防御外邪，调控腠理开合，在内营养脏腑官窍；肾为先天之本，主骨生髓，促进生长发育，维持机体的基本功能。临床通过针刺固护脾肾、培补脾肾二阳，或是配合灸法扶阳助养正气，均获得了较好疗效。经络是针刺治疗的基础，辨别经络是治愈疾病的第一步，很多疾病通过辨经论治往往能取得事半功倍之效。现列举医案如下。

典型验案一　肥胖症（单纯性肥胖）

王某，女，25 岁，2018 年 11 月 8 日初诊。

主诉：形体肥胖 13 年。

现病史：患者缘于 13 年前无明显诱因出现体重增加明显，身体肥胖，未予重视，后体重持续增加，为求减重而来我院门诊。

现症：形体肥胖，面肥颈臃，项厚背宽，怕冷，纳可，寐可，大便稀，小便清长。查体：舌淡，苔白腻，脉沉细。身高 160cm，体重 75kg，腰围 90cm，臀围 107cm，胸围 100cm，体重指数（BMI）29.3。既往体健。

西医诊断：单纯性肥胖。

中医诊断：肥胖症，阳虚水盛证。

治则：温阳化湿，降浊消脂。

针刺处方：中脘、水分、天枢（双）、大横（双）、气海、关元、足三里（双）、丰隆（双）、脾俞（双）、肾俞（双）。得气后留针 25 分钟，其中脾俞、肾俞行温针灸。每周治疗 5 次。配合健康饮食及有氧运动。

治疗 2 周后患者体重 68kg，减重 7kg，继予治疗 6 周，患者体重 60kg，腰围 80cm，臀围 100cm，胸围 93cm，减重 15kg。

按语：本案患者素体阳虚，腠理疏松，故而怕冷；脾阳虚水液代谢失常，肾阳虚不能温化水湿，则饮食物不能很好地化精输布全身，从而化为高脂和水湿停留体内，日久成为肥胖。其与脾肾阳虚、脏腑功能失调有关，通过调理脾肾，恢复其运化功能才可使水精四布，五经并行。针刺取腑会中脘、大肠募穴天枢以补气健脾温胃，取足太阴脾经大横配胃经合穴足三里以理气消痞宽中，三阴交为足三阴经交会穴，与天枢配伍有健脾和中利湿作用，丰隆为胃经络穴可化痰除湿，气海、关元温补肾气，脾肾二俞行温针灸可温补脾肾二阳。诸穴合用，使脾气健运，六腑和降，气机调畅，痰湿瘀浊得化。该患者并配合有氧运动消耗能量，故减重迅速。

典型验案二　面瘫（面神经炎）

霍某，男，29 岁，2019 年 4 月 20 日初诊。

主诉：右侧口眼歪斜 3 天。

现病史：患者缘于 3 天前受风后出现晨起漱口漏水，右侧面部麻木不适，口角向左侧歪斜，右眼流泪，遂就诊于社区诊所，予抗病毒及营养神经药物治疗（具体不详），上述症状有加重趋势，遂就诊于我院门诊。

现症：右侧口角歪斜，右眼闭合不能，伴流泪，右耳后疼痛，无味觉减退，无听觉过敏，无头痛头晕，无恶心呕吐，纳一般，寐可，二便调。查体：右侧额纹消失，右眼 Bell 征（+），鼓腮漏气，右侧示齿力弱，口角向左侧歪斜。舌红，苔白腻，脉浮紧。既往体健。

西医诊断：面神经炎。

中医诊断：面瘫，风寒袭络证。

治则：祛风散寒，温经通络。针刺处方：风池（双）、阳白（右）、太阳（右）、四白（右）、地仓（右）、口禾髎（右）、颊车（右）、下关（右）、翳风（右）、迎香（右）、中脘、天枢（双）、足三里（双）、外关（双）、合谷（左）。其中翳风加温针灸，得气后留针 25 分钟。每周治疗 5 次。

治疗 4 次后患者症状开始好转，右侧额纹逐渐变深，右侧抬眉逐渐有力，右侧存食减少，右眼可稍闭合；继予治疗，2 周后患者上述症状基本痊愈，仅留右侧示齿力稍弱；巩固治疗 3 次，患者痊愈。

按语：《灵枢·经筋》篇曰："足之阳明，手之太阳，筋急则口目为僻，眦急不能卒视。"中医学认为阳明经循面，乃多气多血之经，因此面部疾患是阳明经外在的异常表现。本案患者通过辨别经络，辨证为阳明经证，选穴从阳明论治，且下针顺序也按照首针阳明经穴位激发阳明经气，从而行血气而营阴阳，使气血上注于面部营养孔窍；风池、外关可祛风散寒；翳风行温针灸可散寒温经通络。诸穴合用，共同达到治疗口眼歪斜的目的。

典型验案三　瘾疹（慢性荨麻疹）

金某，女，32 岁，2019 年 5 月 10 日初诊。

主诉：全身不定时起风团，伴明显瘙痒 10 年，加重 2 天。

现病史：患者缘于 10 年前无明显诱因出现全身起风团，可自行消退，剧烈瘙痒，就诊于当地医院，诊为"荨麻疹"，予抗组胺药物口服后症状好转，后间断发作，2 天前上述症状加重，为求系统治疗，遂来我院门诊。

现症：平素怕冷，皮肤出现风团，发无定处，时发时止，伴有瘙痒，夜间加重，消退后不留痕迹。查体：风团边界清楚，或连接成片，高出皮肤，周围有红晕，压之不褪色。舌淡，苔薄白，脉细。瘙痒评分为 8 分，荨麻疹活动性评分为 5 分。既往体健。

西医诊断：慢性荨麻疹。

中医诊断：瘾疹，营卫不和证。

治则：调和营卫，祛风止痒。

针刺处方：风池（双）、大椎、风门（双）、肺俞（双）、膈俞（双）、膏肓（双）、肾俞（双）、关元、足三里（双）、血海（双）。得气后留针 25 分钟，针后予背部督脉、膀胱经拔罐。每周治疗 5 次。

治疗 1 周后，患者自述之前的风团由拳头大小变为指甲盖大小，且次数减少，瘙痒程度降低；继予治疗 3 周，患者症状明显好转，偶起风团，很快消退，瘙痒评分 2 分，荨麻疹活动性评分 2 分。

按语：慢性荨麻疹久病不愈、反复发作，多为机体正气不足，卫外不固，风邪留恋，过于肌肤，营卫不和，使病邪内不得疏泄，外不得透达，郁于腠理而发为本病。《景岳全书·杂证谟·汗证》曰："汗发于阴而出于阳。此其根本则由阴中之营气，而其启闭则由阳中之卫气。"营阴行于脉中，卫阳行于脉外，二者相辅相成，互相协调，共同维持阴阳平衡。正所谓"阳在外者，阴之使也；阴在内者，阳之守也"。当卫气虚弱之时，风邪外袭，营卫不和，则肌肤失荣，防御功能减退，就会出现各种各样的皮肤病，慢性荨麻疹即是如此。本案患者平素怕冷，夜间阳气入于里，故症状加重，其治疗所选穴位无论是针刺还是走罐，均以背部督脉及足太阳膀胱经为主，意在调督温阳，益卫固表，提高机体正气，免受外邪侵袭。督脉循行于后背，"腹为阴，背为阳"，且督脉素有"阳脉之海，总督一身之阳气"的功能，对全身经脉之经气有统率、督促的作用；而足太阳膀胱经主一身之表，为人体之藩篱，膀胱经穴多与脏腑相对应，为全身脏腑精气所汇聚之处。因此选用督脉、膀胱经可振奋一身阳气，充分调动卫阳的功能。久病及肾，因此配以关元温肾阳治本。诸穴合用，调督温阳，则气机升降有序，脾肾健运，内则气血得以生化濡养脏腑百骸，外则卫气充盈御邪得力，内外兼施，达到"正气存内，邪不可干"之效，使营卫和则风消痒止。

小结

窦氏潜心行医 50 余年，在临床实践中积累了丰富的经验，其"脾肾为本""固护阳气""大病宜灸"的学术思想具有很高的指导意义，也为很多疑难杂病提供了很多很好的治疗思路。其很好地秉承了《内经》之诣，"保命之法，艾灸第一，丹药第二，附子第三"。窦氏讲述几十种病证，善用艾灸、丹药、附子等保护阳气，固护脾肾，均有很好的治疗效果。其思想对于后世治疗危重疾病、养生保健及在疾病治疗转归过程中注意固护阳气均具有很好的借鉴意义。

除此之外，《扁鹊心书》作为一本记载 70 余例医案的针灸著作，较研究针灸医案最多的杨继洲《针灸大成》医案还多，可见本书所载医案之多。若对其思想进行认真的研究和挖掘，不仅可深入了解窦氏的灸疗思想，更可为现今针灸诊疗规范及创建具有针灸自身特色的诊疗体系奠定基础。

总结来看，窦氏对于针灸临床的贡献首先在于在注重灸法的应用在养生保健治未病中起到的关键作用，做到"圣人不治已病治未病，不治已乱治未乱"，达到全民注重未病先防的目的。其次，窦氏治疗时注重固护脾肾及阳气，认为唯有灸命关、关元等穴培补脾肾，方可治疗疾病；对于危重疾病，重视灸法，提倡灸壮数要大且要在疾病早期开始使用灸法，才可保住性命。其在"窦材灸法"中就已强调"伤寒惟此二证害人甚速……然此二证，若不早灸关元以救肾气，灸命关以固脾气，则难保性命"。再次，窦氏也在诊治过程中重视针感及方向，注重疾病虚实探查以便补泻手法的使用。最后，窦氏也注重辨证论治，把握中医整体观念，善于应用同病异治及异病同治之法，取穴精少,除关元及命关穴外,以募穴及躯干穴位为主,且重用俞募配穴,在胃部、肺部及神志类疾病中均有体现。通过其70多例医案,我们可以看出窦氏医学知识的渊博,其思想对于后世的指导,不仅局限于指导养生、急救、用药,还有严谨治学的态度,也为后世医学的发展提供了新的思路和方法,是医学长河中的瑰宝。

但我们也应该以批判的态度去看窦氏思想,有些思想和当时的社会环境及所处的地理环境有关,不能不加以判断地全盘接收,这样反而会事倍功半。中医讲求整体观念和辨证论治,我们应当取其精华,将其理论为我所用,更好地造福患者。

参 考 文 献

[1] 高希言.各家针灸学说 [M].北京:中国中医药出版社,2012:95-96.

[2] 窦材.扁鹊心书 [M].北京:中国中医药出版社,2015.

[3] 唐省三."针必取三里,灸必加关元"浅见 [J].山东中医杂志,2002,21(2):245-246.

[4] 范刚启,赵杨,符仲华.针刺方向、角度、深度与针刺镇痛的关系 [J].中国针灸,2010,30(11):965-968.

[5] 王树东,张立德.《扁鹊心书》灸疗学术思想探析 [J].辽宁中医药大学学报,2015,17(4):157-159.

[6] 解秸萍,李晓泓,张露芬,等."逆灸"调节大鼠更年期血脂、体重的效应规律 [J].北京中医药大学学报,2006,29(1):67-70.

[7] 唐农,邱石源,雷龙鸣,等.基于中医"治未病"理论的艾灸疗法干预中风高危状态临床观察 [J].中华中医药学刊,2016,34(9):2061-2063.

[8] 杨金才.闪光勋导师应用扶阳法治疗溃疡性结肠炎经验 [J].云南中医中药杂志,32(9):7-9.

[9] 苏敏,朱丹烨.灸药并用治疗原发性骨质疏松脾肾阳虚证的临床疗效 [J].中国老年学杂志,2016,36(22):5704-5705.

[10] 李金明,傅幸,傅文录.探析张景岳灸疗扶阳思想的临床价值 [J].四川中医,2012,30(5):19-21.

[11] 聂斌,李志明,钟旭敏,等.扶阳火艾灸治疗阳虚型癌因性疲乏临床观察 [J].上海针灸杂志,2015,34(6):527-530.

[12] 王建珠,王耀帅,王玲玲,等.不同灸量隔姜灸对高脂血症大鼠施灸局部Cx43表达的影响 [J].中国老年学杂志,2013,4(33):1832-1834.

[13] 彭静山,费久治.针灸秘验与绝招 [M].辽宁科学技术出版社,2008:265-266.

[14] 张吉玲,武连仲.武连仲教授治疗脑病经验 [J].中国针灸,2001,1:55-57.

第三章 刘完素

第一节 医家传略与针灸学术思想

一、刘完素传略

刘完素（1110—1200 年），字守真，自号通玄处士，金元四大家之一，河间（今河北河间县）人，被后人尊为河间先生。他从运气的角度出发，探讨火热病机，擅长治疗火热病证，善用寒凉药物，后世称之为寒凉派，有"热病用河间"之说。

刘完素的著作有《素问玄机原病式》《素问病机气宜保命集》《医方精要宣明论》《三消论》《伤寒直格》《伤寒标本心法类萃》等，其中《素问病机气宜保命集》载述了他的针灸学说和临床经验，这些经验多为后世针灸著作所引载，影响深远。

《医方精要宣明论》成书于 1172 年，共 15 卷，是刘河间的重要临床著作。书中卷一、卷二把《内经》记载的 61 种病证加以解释与论述，并制定了 62 方与其配合。以下诸卷共分 17 门，每门先述总论，下列主治之方，计 350 首左右，是一部很有临床价值的著作，金元时期盛行于北方，与南方的《太平惠民和剂局方》形成了南北对峙的局面，后人称之为"南局北宣"。

《素问玄机原病式》成书于 1182 年，共 2 卷，是刘河间最主要的医学著作。该书把《内经》有关病机的理论与运气学说联系起来，结合运气学说阐发了病机十九条。其将病机十九条的内容分属于五运主病和六气主病，增补了"诸涩枯涸，干劲皲揭，皆属于燥"这一燥病病机，使《内经》的六气病机臻于完善。另外，此书还发展了亢害承制理论，提出六气化火及玄府气液诸说。

《素问病机气宜保命集》成书于 1186 年，共 3 卷。对于本书的作者问题历史上有着不同看法。李时珍在《本草纲目》序例中称该书为《活法机要》或《治法机要》，认为是张洁古的著作，《四库全书总目提要》也持同样见解，有待考证。该书上卷载有原道、原脉、摄生、阴阳、察色、伤寒、病机、气宜和本草九论，中、下卷则论述了多种疾病的辨治经验，以及对《伤寒论》的研究见解等。其内容反映了刘完素、张洁古二家的学术思想。

二、针灸学术思想

刘氏用药倡导寒凉，针刺多用泻法。"八关大刺""热宜砭射"，临床中多用放血疗法；"灸引其热"，以灸引热外出、引热下行。在针灸治疗中，刘氏注重经络辨证，善用五输穴和原穴，倡导"通经接气"法，对针灸学的发展做出了贡献。

（一）"灸刺须分经络"说

刘氏自 25 岁开始研读《内经》，并在《素问病机气宜保命集》自序中指出自己对《内经》中的经络学说"大有开悟"，因而在经络辨证方面颇有研究。刘氏对中风、疟疾、疮疡、瘰疬等 10 余种病证都是按照经络辨证施治的。

刘氏在《素问病机气宜保命集·中风论第十》中指出"凡觉中风，必先审六经之候""凡中风，不审六经之加减，虽治之不能去其邪也"，强调了在中风病中经络辨证的重要意义，并对其六经主证及穴位针法进行了论述，具体如下表（表 3-1）所示。

表 3-1　中风病中经络辨证、六经主证及穴位针法

中风所属经脉	症状	针灸腧穴和作用
太阳经	无汗恶寒	针太阳至阴出血并刺昆仑阳跷
太阳经	有汗恶风	针风府
阳明经	有汗身热不恶风	针陷谷去阳明之贼，刺厉兑泻阳明之实
太阴经	无汗身凉	刺隐白去太阴之贼
少阴经	有汗无热	针太溪
少阳经	肢节挛痛	灸绝骨以引其热
厥阴经	麻木不仁	针大敦以通其经

又如《素问病机气宜保命集·疮疡论第二十六》云："凡疮疡可灸刺者，须分经络部分，血气多少，俞穴远近。"疮疡生在不同的位置，分属不同的经脉，故应循经选取不同的穴位进行治疗。"从背而出，当从太阳，五穴随证选用"；"从鬓而出者，当从少阳，五穴选用"；"从髭而出者，当从阳明，五穴选用"；"从脑而出者……当灸刺绝骨"。

再如瘰疬、肿胀、大头病等疾病也是辨经选穴治疗的。《素问病机气宜保命集·瘰疬论第二十七》曰："夫瘰疬者，经所谓结核是也……手足少阳主之，此经多气少血……如瘰疬生在别经，临时于铜人内，随其所属经络部分，对证之穴灸之。"《肿胀论第二十四》曰："各随其经络，分其内外，审其脉证而别之。"《大头论第三十》云："夫大头病者，是阳明邪热太甚，资实少阳相火而为之也。多在少阳，或在阳明，或传太阳。视其肿势

在何部分，随经取之。"

刘氏在不同的章节中都提到的"灸刺须分经络""对证之穴灸之""审其脉证而别之""随经取之"，其含义都是一致的，都强调了治疗疾病应按经络辨证论治。

（二）"八关大刺""热宜砭射"

刘氏是主火派的代表人物，十分强调火热在病机中的作用，并提出了一套清热泻火疗法，当然也包括针灸疗法。刘氏用针刺泻热有两大特点，即从取穴看，创用"八关大刺"，从方法看，喜用放血疗法。刘氏倡导火热论，凡火热之证，除用寒凉药物外，多用泻血法治之。《素问病机气宜保命集》提出了"八关大刺""热宜砭射"说。

《素问病机气宜保命集·药略第三十二》曰："大烦热，昼夜不息，刺十指间出血，谓之八关大刺。""目疾睛痛欲出，亦大刺八关。"关于八关穴的具体部位，《内经》和刘氏著作都语焉不详，致后世有不同理解，如有人根据明代方贤编的《奇效良方》称"八邪八穴在手五指歧骨间"，即八邪穴；也有人认为八关穴当在手十指间指蹼缘，与"五指歧骨间"之位置在手背者有异，故不能混为一谈。笔者还是同意后一种看法的。

刘氏善用放血疗法。治疗疮疡，"砭射之""石而泄之"；治太阳中风，刺至阴出血；治腰痛不可忍，刺委中、昆仑放血；百节疼痛，刺绝骨出血；治金丝疮，"于疮头截经刺之，以出血"……这些方法对后世也产生了深远的影响，直到今天，临床热证多用放血疗法且疗效肯定。

（三）"灸引其热"，穴选五输

刘氏提出"灸引其热"学说，认为灸法有"引邪外出""引热下行"的作用。实热证一般用"引邪外出"的方法，如"凡疮疡已觉微漫肿硬，皮不变色，脉沉不痛者，当外灸之，引邪气出而方止"。"疮疡者，火之属"，故"引邪气出"，即引火热之邪外出；寒热格拒证可用"引热下行"的方法，如"有热厥心痛，身热足寒，痛甚则烦躁而吐，额自汗出，知为热也，其脉洪大，当灸太溪及昆仑……引热下行"。此证上有阳热，下有阴寒，为阴寒格拒，阳热上扰之病证，用足部穴位灸之，可引阳热下移，以祛阴寒，使阴阳交通，格拒解除。

刘氏重用五输穴，更注重井穴与原穴的应用。《素问病机气宜保命集》中病证选穴大多是用五输穴和原穴，如《药略第三十二》篇云："眼大眦痛，刺手太阳井穴少泽。小眦痛，刺手少阳井穴关冲。阴头中痛不可忍者，卒疝也，妇人阴中痛，皆刺足厥阴井大敦穴。"又如"血不止，鼻衄，大小便皆血，血崩，当刺足太阴井穴隐白"；"喉闭，刺手足少阳井并刺少商及足太阴井"。刘氏以《内经》"五脏有疾，取之十二原"为理论依据，对原穴的应用有独到的见解。如《药略第三十二》曰："腰痛，身之前足阳明原穴冲阳，身之后足太阳原穴京骨，身之侧足少阳原穴丘墟。"又曰："心痛脉沉，肾经原穴；弦，肝经原穴；浮，心经原穴；缓，脾经原穴。"

（四）"通经接气法"说

"通经接气法"，最早见于《内经》，又名"接经法""大接经法"，是针刺十二经井穴、表里经腧穴、相克之经腧穴或本经腧穴，使经脉气血交接运行的方法。刘氏在《素问病机气宜保命集》中首先冠以"接经三法"之名，"心痛与背相接，善恐，如从后触其心，伛偻者，肾心痛也，先刺京骨、昆仑，不已，刺合谷。心痛，腹胀胸满，心尤痛者，胃心痛也，刺大都、太白二穴。心痛如锥刺，乃脾心痛也，刺然谷、太溪。心痛苍然如死状，终日不得休息，乃肝心痛，取行间、太冲。心痛卧若徙居，心痛间动作益痛甚者，其色不变，此肺心痛也，刺鱼际、太渊，宣通气行，无所凝滞，则病愈也"。刘氏所说的心痛，不仅包括真心痛，还包括现代医学消化系统疾病在内，主要指急腹症而言。刘氏的"通经接气法"以脏腑辨证为依据，以表里经取穴（肾心痛取足太阳经穴）、相克之经取穴（如心痛取肾经经穴）、本经经穴（如肝心痛取行间、太冲）为取穴原则。这种取穴配穴的方法也广泛应用于后世针灸配方学中。

刘氏是著名的主火学派，在火热论学术思想指导下，针法用八关大刺，灸法用引泻热邪的方法，达到降火滋水的目的。其在选取穴位时，多运用有较强清热泻火能力的井荥输原四类穴位作为治疗的主要穴位，这种选用穴位的方法与刘氏的学术思想是一致的。

第二节　临床举隅

刘完素是寒凉派的代表人物，对于热病有其独到的见解，提出了"八关大刺""热宜砭射""灸引其热"等针灸学术理论。在针灸治疗中，刘氏注重经络辨证，善用五输穴和原穴，倡导"通经接气"法。现依据刘完素代表作《素问病机气宜保命集》中的临床医案，分析其临证论治思想，以期对临床治疗提供参考思路。

案一　腰痛

腰痛不可忍，针昆仑及刺委中出血。（《素问病机气宜保命集·药略第三十二》）

按语：此例突出体现了刘氏注重经络辨证和善用放血疗法治疗疾病的思想。在针灸临床中，委中刺络放血治疗急性腰扭伤，效如桴鼓。委中，四总穴之一，善治腰背部疼痛，素有"腰背委中求"之说，是循经取穴的方法之一。又因"经脉所过，主治所及"，足太阳膀胱经从头走足，在背部形成两行夹脊的经脉，直达腰骶，下抵腘，合并于委中穴。该穴放血，通络活血化瘀，气血得以正常运行，即"通则不痛"。委中穴又是足太阳膀胱经合穴，为经气深聚之所，主治腰背痛、下肢痿痹等腰及下肢病证。现代医学认为腰痛主要是腰部肌肉、筋膜、韧带等软组织长期处于劳损、痉挛状态，由于突受外力作用，发生过度牵扯，超出正常生理负荷而引起局部急性损伤，局部组织产生应激性炎症反应，主要表现为疼痛与功能障碍，俗称"闪腰"。关于委中穴的放血量，有研究者发现放血量5~18mL者即刻镇痛疗效明显优于放血量小于3mL者。

案二 血证

血不止，鼻衄，大小便皆血，血崩，当刺足太阴井穴隐白。（《素问病机气宜保命集·药略第三十二》）

按语： 刘氏重用五输穴，更注重使用井穴。现代医家多用艾灸隐白穴治疗崩漏，效果良好。崩漏主要是由于冲任不固，脏腑功能失调而致经血从胞宫非时妄行，治疗应着重补肝健脾益肾，调理冲任。隐白为足太阴脾经的井穴，刺激隐白穴可振奋脾气，使经血统摄有权，故针灸隐白在崩漏的治疗上具有重要意义。艾炷直接灸隐白穴对脾肾两虚夹瘀证崩漏患者快速止血有较好的临床疗效，对改善崩漏患者精神状态、月经血块等临床症状亦有较好的效果。

案三 溢饮

诸水积入胃，名曰溢饮，滑泄，渴欲饮水，水下复泻而又渴，此无药证，当灸大椎。假令渴引饮者，是热在膈上，水入多则下膈入胃中，胃经本无热，不胜其水，名曰水恣，故使米谷一时下，此证当灸大椎三五壮立已，此泻督也。（《素问病机气宜保命集·泻痢论第十九》）

按语： 泻督脉法是刘氏热证用灸的方法之一。热为阳邪，督脉为阳脉之海，总督一身之阳，大椎是临床退热要穴，善治恶寒发热之表热、但热不寒之里热、往来寒热之半表半里热及骨蒸潮热之虚热。笔者理解本案例是用大椎来泻膈上之热，魏稼认为："泻督即所以泻热。胃居中焦，大椎位于项后，灸大椎亦可理解为引热上行。"

现代医家认为溢饮、水恣大多由于阳虚所致，灸督脉可以起到温阳的作用，与本案例中所述方法——泻督，观点不一致，还需考证与探究。

案四 瘰疬

或在耳前后，连及颐颔，下连缺盆，皆为瘰疬。或在胸及胸之侧，下连两胁，皆为马刀，手足少阳主之……在项两边，是属少阳经，服药十余日后，可于临泣穴，灸二七壮，服药不可住了，至六十日决效。（《素问病机气宜保命集·瘰疬论第二十七》）

按语： 以"马刀挟瘿"为例，因其发于足少阳经，故于该经的"临泣穴，灸二七壮"治疗，并指出"如瘰疬生在别经……随其所属经络部分，对证之穴灸之，并依经内药用之。"这充分说明了刘氏注重经络辨证并重用五输穴。为足临泣，足少阳胆经的输穴，五行属木，性善条达，功善疏泄，故刺激此穴可疏通胆经经气；又为八脉交会穴（通于带脉），带脉总束诸脉，故刺激此穴能起到调和柔顺经脉的作用。

第三节　学术发微

关于刘完素的针灸学术思想已见医家传略之中，但是其对于中医的研究不限于此。

一、学术理论

刘完素是著名的主火论者，他在五运六气的基础上，阐发热性病病机，善用寒凉药物治疗火热病证，并创立了五运六气病机学说和玄府气液理论，发扬了亢害承制论。

（一）脏腑六气病机

在《内经》"天人相应"的理论指导下，刘氏认为"寒、暑、燥、湿、风、火之六气，应于十二经络脏腑也"，提出了脏腑六气病机说，对中医学病机理论的发展做出了重要贡献。刘氏对病机的研究与认识已不囿于外界四时六气与人体之间的一般联系，而把研究的重点放在体内寒、暑、燥、湿、风、火六气之间兴衰变化的相互关系上。脏腑内生六气一有变化，脏腑之间的生理平衡遭到破坏，往往表现为相乘为病，因此他在《素问玄机原病式·火类》中指出："脏腑经络不必本气兴衰，而能为其病，六气互相干而为病也。"

（二）玄府气液说

刘氏突破《内经》"玄府者，汗空也"的说法，认为玄府为气液运行之通道，创立了玄府气液说，这是刘氏对人体生理、病理观的又一独到见解。刘氏认为"玄府者，无物不有，人之脏腑、皮毛、肌肉、筋膜、骨髓、爪牙，至于世之万物，尽皆有之，乃气出入升降之道路门户也"。刘氏对玄府的认识已经超越了《内经》所述汗孔的概念，并且指出"玄府"是神机所通利出入之处。"人之眼、耳、鼻、舌、身、意、神、识能为用者，皆升降出入之通利也。"若热气怫郁，玄府"有所闭塞，不能为用"，则可见"目无所见，耳无所闻，鼻不闻臭，舌不知味"等诸病由作。

（三）火热论

刘氏所处的宋金时代，热病流行，而医者滥用辛热之法，难于收敛而多变证。他在长期临床实践中体会到火热是导致人体多种疾病的一个重要因素，在理论上提出了"六气皆从火化""五志过极皆为热甚""六经传受皆为热证"等观点。在治疗上，刘氏善用寒凉之剂，对后世热病的论治具有较大影响，故医家多以"主火论"者称之。刘氏认为在六气之中，火热之气与风、湿、燥、寒关系密切，往往相兼为病，强调风、湿、燥、寒诸气在病理过程中皆能化生火热，且火热又常常成为风、湿、燥、寒的后期转归，火热病机成为六气病机的中心，从而形成了"六气皆从火化"的学术观点。

在内科杂病方面，刘氏十分重视情志对健康的影响，认为情志过亢也可导致热证，即"五志过极皆为热甚"。《素问玄机原病式·热病》指出，"五脏之志者，怒、喜、悲、思、恐也……若五志过度则劳，劳则伤本脏，凡五志所伤皆化热也"，"情之所伤，则皆属火热，所谓阳动阴静，故形神劳则躁不宁，静则清平"，并将惊、躁、扰、狂越、妄、谵、郁等证均列为火热之变。刘氏在《宣明论方·热论》中说："寒藏于肌肤，阳气不行散而内为怫郁，故伤寒者反为病热。"并且其认为仲景伤寒六经病证皆为热病，只有表里之分，而无寒热之别。其说虽未尽合仲景之意，但是开拓了研究《伤寒论》的另一途径，为温病学说的发展奠定了一定的基础。

（四）亢害承制理论

《内经》在阐发运气学说时，提出了"亢害承制"的理论。《素问·六微旨大论》云："亢则害，承乃制，制则生化，外列盛衰，害则败乱，生化大病。"并以此说明自然界五运六气间相互制约的关系。刘氏最早发挥了这一理论，认为五运六气的偏亢过极破坏了它们之间的正常承制关系，从而出现"胜己之化"的假象，因此在治疗上，当泻其过亢之气，以治其本。刘氏对运气中的亢害承制理论有精深的研究，并以此来阐释气候变化，解释人体病理变化中本质与现象的内在联系。他认为运气之间的相互承制是维持事物动态平衡的必要条件，同时也阐明了脏腑六气亢盛到一定程度后所出现的一种特殊的病理现象。

二、针灸学术思想的现代应用

（一）经络辨证

经络辨证是中医辨证思想在针灸学中的应用。它是以经络理论为指导，根据经络的循行分布、功能特性、病理变化及其与脏腑的相互联系，对病情资料进行辨别、分析，以识别其病机和证候的一种辨证方法。经络辨证作为中医辨证论治体系的重要组成部分，经历了从先秦至明清的漫长发展历程，也形成了不同于其他辨证方法的独特内涵。而刘氏的六经分证法，是继《内经》与《伤寒论》后，有针灸特点的分证法。刘氏注重经络应用，师古而不泥古，对我国针灸医学的发展做出了重要贡献。针灸对机体的调节是通过经络腧穴而起作用的，准确的经络辨证是指导临床取穴治疗的先决条件。《类证活人书》云："不识经络，触途冥行，不知邪气之所在。"可见经络辨证在临床中的重要作用。经过临床实践和科学研究证实，经络辨证在疾病的诊断和治疗中主要起着确定病位和分辨病性两方面的指导作用。贺普仁教授将经络辨证概括为三个方面——经络外循体表部分的病候辨证、经络所内属脏腑的病候辨证、经络本身的气血辨证，即根据气血的有余或不足进行辨证归经。

（二）放血疗法

放血疗法又称"刺络法""刺血法""点刺法"，是指用锋利的器械（现代常用三棱针）在患者体表上某一部位刺破血管使之流出少量血液，调节"气"与"血"之间的相互关系，以达到治疗疾病目的的方法。《内经》所云"凡治病必先去其血""苑陈则除之"，为后世刺络放血疗法的发展奠定了理论基础。众多文献研究表明，放血疗法的适宜病证广，尤其是对带状疱疹、痤疮、睑腺炎、颈椎病、口腔溃疡、腰痛、哮喘、高血压、偏头痛等有明显的治疗优势。

（三）热证用灸

刘氏明确指出热证可以用灸："骨热……灸百会、大椎。"《医学入门》曰："虚者灸之，使火气以助元阳也；实者灸之，使实邪随火气而发散也；寒者灸之，使其气复温也；热者灸之，引郁热之气外发，火就燥之义也。"《理瀹骈文》曰："若夫热证可以用热者，一则得热则行也，一则以热能引热，使热外出也，即从治之法也。"当然，刘氏认为灸法的应用是有一定范围的，如《素问病机气宜保命集·疮疡论第二十六》曰："如已有脓水者，不可灸，当刺之；浅者亦不灸……外觉木硬而不痛者，当急灸之。"这符合《内经》"陷下者灸之"的原则。又如"中风宜针，中风湿者宜灸"，再如刺疠风，先针刺百日，待须眉生后，再灸承浆等，说明针灸各有所宜，既可分别施行，亦可先后结合应用。

临床实践和科学研究证实，诸多热证可用灸法，且疗效肯定。表热证用灸，调和营卫，发汗解肌；里热证用灸，以热通郁，引邪外出；实热证用灸，除癖解毒，消肿止痛；虚热证用灸，助气补阳，阴阳平衡。有研究表明，灸法退热的机制是灸疮在无菌性化脓的过程中缓慢刺激穴位，使机体处于应激状态，从而升高白细胞和吞噬细胞的数量，提高机体的抗病能力。很多实热和虚热病证中如乳腺炎、带状疱疹、痛风、疖肿、流行性出血热等疾病均可应用灸法，且有很好的疗效，尤其用隔蒜灸结合针刺治疗急性乳腺炎疗效可观。

然而，仲景有"热证不可灸"之说，谓"微数之脉，慎不可灸。因火为邪，则为烦逆，追虚逐实，血散脉中，火气虽微，内攻有力，焦骨伤筋，血难复也"，是说血热证不可灸；又"脉浮热甚，反灸之，此为实。实以虚治，因火而动，必咽唾血"，是说实热证不宜用灸，并提出了"火逆""火劫"等危害。因此，我们在临床应用中应结合患者的具体情况，辨证施灸才能取得良好的疗效，尤其是虚热证用灸。

（四）重用五输和原穴

五输穴和原穴大都集中在四肢肘膝关节以下，是脏腑经脉外发于四肢的重要部位，与脏腑关系密切，对针灸临床治疗尤为重要，故历代医家对五输穴及原穴特别重视。其穴位位置安全、取穴方便，若应用得当，则效果明显。

五输穴的应用大致可以归纳为三点：一是根据五输穴的主病特点选用穴位。《灵枢》曰："病在脏者，取之井；病变于色者，取之荥；病时间时甚者，取之输；病变于音者，取之经；经满而血者，病在胃及以饮食不节得病者，取之于合。"《难经》又云："井主心下满，荥主身热，输主体重节痛，经主喘咳寒热，合主逆气而泄"。在临床中，要根据五输穴的不同主治特点，选取不同的穴位治疗。二是根据五行相生相克关系选用穴位，即子母补泻法。将五输穴配属五行，"生我者为母，我生者为子"，"虚者补其母，实者泻其子"。三是根据时间选用穴位。《难经》云："春刺井，夏刺荥，季夏刺输，秋刺经，冬刺合。"另外，子午流注法是根据一日之中经脉气血盛衰开合的时间选取五输穴治疗的针法，疗效肯定。

原穴与脏腑之原气有着密切的联系，是人体原气作用表现突出的部位。《灵枢·九针十二原》说："五脏有疾也，应出十二原，而原各有所出，明知其原，睹其应，而知五脏之害矣……凡此十二原者，主治五脏六腑之有疾者也。"因此，原穴主要用于相关脏腑疾病的诊断和治疗。临床上，常把先病经脉的原穴和后病相表里的经脉络穴相配合，这种配穴方法称为原络配穴法，是表里经配穴的典型实例。如肺经先病，先取肺经原穴太渊，大肠后病，再取该经络穴偏历。

对于五输穴及原穴本身的现代理论研究较少，多数研究集中在应用五输穴或原穴治疗某一疾病时的具体作用上。如少商、中冲治疗急性咽炎，针刺经穴解溪治疗阳明经脉郁热所致的牙痛、牙龈红肿，胃腑蕴热之口臭、腹胀便秘等。

（五）通经接气法

针灸治疗取得疗效的关键在于得气，《灵枢·九针十二原》指出："刺之要，气至而有效。"临床中，取某一远端穴位治疗某一疾病时，为使经气直达病灶，取得更好的疗效，除运用手法外，通常还可以使用通经接气法。

临床实践和科学研究证实，针刺治疗时运用通经接气法，在相应的部位及经络上选用不同穴位予以针刺，并根据"病所"的方向，施以补通的手法或调整针尖方向以疏通经气，使"得气"感直达病灶，见效快，效果好。临床将此法应用于牙痛、偏头痛、帕金森病、腰椎间盘突出症、急性脑梗死、耳鼻咽喉科疾病等诸多病证的治疗过程中，均取得了优于普通针刺的疗效。谢强教授认为通经接气法适合治疗耳鼻咽喉科疾病，尤其是急症，通过通经接气，使经脉通、气血调，疗效显著。

三、心得心悟

刘完素的针灸学术思想对后世医家有着深刻的影响，笔者在针灸临床实践中运用刘氏思想理论指导治疗部分病证，取得了良好的疗效。

典型验案一　头痛（偏头痛）

患者，女，28岁，公司职员，2016年10月25日初诊。

主诉：右侧颞部疼痛4小时。

现病史：患者1年前无明显诱因出现右侧颞部疼痛，查头CT未见明显异常。1年来，其头痛反复发作，或左或右侧颞部或眶后部呈搏动性疼痛，严重时恶心欲吐，畏光畏声，每次持续3~5小时或睡眠后自行缓解，缓解后神疲乏力，常于月经前后发作。今日患者又出现右侧颞部跳痛剧烈，难以忍受，伴恶心，无呕吐，夜寐欠安，纳可，小便黄，大便干，舌边尖红，苔黄，脉弦数。既往体健。否认药物即食物过敏史。查体：痛苦面容，可触及右侧颞浅动脉搏动。

西医诊断：偏头痛。

中医诊断：头痛，少阳头痛证。

治则：疏解少阳，通经止痛。

针刺处方：外关（右侧）、足临泣（右侧）。平补平泻法，使外关针感上传至肘，足临泣针感上传至踝，留针30分钟。如能使针感上传至头部疗效更佳。

针刺后，患者头痛即刻减轻；每日1次，连续治疗5次后，头痛再无发作；以后每于月经前一周治疗5次，连续3个月后，再无头痛发作；治疗结束后3个月随访，无头痛发作。

按语：偏头痛的疼痛位置主要为足少阳经循行部位，同名经手少阳三焦经脉上达头侧部并与足少阳胆经相接，足厥阴经与足少阳胆经为表里经，且有分支上达颠顶，故偏头痛与足少阳胆经、手少阳三焦经、足厥阴肝经关系密切。外关，手少阳三焦经络穴（络于手厥阴心包经），针之沟通表里两经，疏通气血；又为八脉交会穴（通于阳维脉），"阳维为病苦寒热"，刺之可疏风清热。足临泣，足少阳胆经输穴，"输主体重节痛"，故足临泣主治偏头痛、目赤肿痛、胁肋疼痛、足跗疼痛等痛证；输穴五行属木，故足临泣性善条达，功善疏泄，刺之可疏通胆经经气；足临泣又为八脉交会穴（通于带脉），带脉总束诸脉，刺之能起到调和柔顺经脉的作用。两穴相配主治目锐眦、耳后、颊、颈、肩部疾病，可疏解少阳，通经止痛。外关、足临泣配合使用不仅可以治疗头面五官部位的病证，而且对一切少阳经病变的治疗有引导或帮助作用。按经络分布走行选取穴位治疗疾病的方法符合刘完素"灸刺须分经络"的学术观点。对穴位行手法使"得气感"上传至病所，也体现了其"通经接气"的思想理论。

典型验案二　咽喉肿痛（急性咽炎）

患者，男，17岁，学生，2015年5月17日初诊。

主诉：咽喉肿痛2天。

现病史：患者昨日突然出现咽喉痛，今日症状加重，咽痛明显，异物感，咳嗽，暗哑，体温不高，自行口服抗生素（具体不详）治疗，仍觉疼痛明显，遂来我科就诊。

现症：纳少，大便干，舌红，苔黄，脉浮数。既往体健。否认药物及食物过敏史。查体：口咽部黏膜弥漫性充血，分泌物增多。

西医诊断：急性咽炎。

中医诊断：咽喉肿痛，风热外袭证。

治则：疏风通络，泻热利咽。

针刺处方：双侧少商、商阳点刺放血。每个穴位放血量≥5mL。

放血后患者即刻感觉咽喉部疼痛减轻。

按语： 井穴是经气所出的部位，针刺井穴，有清热泻火的作用。少商、商阳分别为手太阴肺经和手阳明大肠经的井穴，均主治咽喉肿痛。急性咽炎，多属火热之证，刘氏常采用放血疗法以驱散热邪，遵之运用放血疗法和五输穴，选用少商、商阳点刺放血以泻热通络，取得了良好的疗效。

典型验案三　不寐（失眠）

患者，女，56岁，退休，2017年8月5日初诊。

主诉：入睡困难伴噩梦不断3个月。

现病史：患者自退休后思虑过重，3个月前出现入睡困难，睡后噩梦不断，常常受惊吓而醒，神疲乏力，偶有头晕，测血压正常，胸闷心悸，心烦口苦，多疑善虑，易惊恐，嗳腐吞酸，纳差，大便黏腻，舌暗淡，胖大，苔厚腻，脉弦滑。既往体健。否认药物及食物过敏史。查体：未见明显阳性体征。

西医诊断：失眠。

中医诊断：不寐，脾胃不和、心胆气虚证。

治则：调和脾胃，安神定志。

针刺处方：厉兑（双侧，辰时针刺）。留针30分钟，每日1次。

治疗1周后，患者睡眠得到明显好转，噩梦基本消失，仅有少数生活情景的梦境，患者精神状态恢复。

按语： 厉兑为足阳明胃经的井穴，治疗多梦、梦魇、癫狂等神志病。《百症赋》云："梦魇不宁，厉兑相谐于隐白。"心属火，脾胃属土，火为土之母，"实则泻其子"，故心主神志出了问题，可以通过调理脾胃来治疗。《内经》曰"胃不和则卧不安"，也提示夜卧不安可以通过调理脾胃治疗。依据子午流注纳子法，足阳明胃经流注时间为上午七至九点，即辰时，在此时针刺其井穴厉兑，可以取得更好的治疗效果。按时选取井穴治疗疾病，不仅是对刘氏重用五输穴学术观点的继承，更是对其思想理论的创新和发挥。

小结

刘氏所处的时代是中医学术百家争鸣的时代，他以突出的学术成就在中国医学史上独树一帜，开创了金元医学发展的新局面，成为金元四大家之首。在理法上，刘氏强调"火热"之邪在疾病发生发展中的重要作用，后世称之为"火热论"学说；在治疗上，刘氏主张用清热解毒的方剂，后世称之为"寒凉派"。在针灸方面，刘氏注重经络辨证，喜用放血疗法，提倡通经接气，并善用五输穴、原穴。他的学术观点值得我们后人深入研究、继承和发展。元代吕复评论刘氏："刘河间医如橐驼种树，所在全活。"可见其医术的精妙。

参 考 文 献

[1] 魏稼. 各家针灸学说［M］. 北京：中国中医药出版社，2017：80-82.

[2] 严世芸. 中医各家学说［M］. 北京：中国中医药出版社，2017：75.

[3] 赵慧玲. 刘完素及其针灸学术思想探析［J］. 中国针灸，1999，6：373-375.

[4] 吕俊玲. 委中穴不同放血量治疗下腰痛的即刻疗效及对表面肌电影响的临床研究［D］. 福州：福建中医学院，2008.

[5] 肖静，胡茜莹，贺海霞. 隐白穴直接灸对脾肾两虚夹瘀型崩漏快速止血的影响［J］. 新中医，2012，44（8）：143-146.

[6] 魏稼. 刘河间的针灸学术思想［J］. 吉林中医药，1983，3：1-3.

[7] 季绍良. 中医诊断学［M］. 北京：人民卫生出版社，2000：172-174.

[8] 张旭东，李瑞. 经络辨证的源流与发展发微［J］. 上海中医药杂志，2017，51（7）：34-36，69.

[9] 李蕙. 经络辨证在针灸临床实践中的指导作用［J］. 针刺研究，2010，35（2）：142-145.

[10] 王桂玲，宣雅波. 贺普仁教授经络辨证治疗疑难病症撷要［J］. 中国针灸，2007，27（7）：517-520.

[11] 陈波，高岑，李冲，等. 放血疗法适宜病症初探［J］. 中国针灸，2009，29（5）：397-399.

[12] 杨晓琳. 热证施灸的理论探源［J］. 吉林中医药，2009，29（5）：414-415.

[13] 湖南省慈利县中医院化脓灸研究小组. 化脓灸治疗支气管哮喘985例疗效观察［J］. 中国针灸，1981，1（1）：15.

［14］许艳琴，尚秀葵.隔蒜灸为主治疗急性乳腺炎验案［J］.上海针灸杂志，2013，32（6）：443.

［15］石学敏.针灸学［M］.北京：中国中医药出版社，2007：194-195.

［16］杨淑荣.谢强教授以通经接气针法治疗耳鼻咽喉科疾病经验介绍［J］.新中医，2005，37（8）：9-10.

第四章　张元素

第一节　医家传略与针灸学术思想

一、张元素传略

张元素，字洁古，金代易州（今河北易县）人，生卒年月不详，与刘完素同时代而年辈较晚。张氏早年试进士，因犯庙讳下第，从此潜心于医学廿余年。因曾治愈刘完素的伤寒病，刘完素大服其能。张元素的著作甚多，如《医方》《药注难经》《洁古家珍》《洁古本草》《医学启源》《珍珠囊》《脏腑标本寒热虚实用药式》《产育保生方》《补阙钱氏方》等，惜大多已遗佚。今仅存《医学启源》《珍珠囊》《脏腑标本寒热虚实用药式》。《素问病机气宜保命集》一书中亦载有张氏的不少学术内容。

《医学启源》，共3卷。上卷包括天地六位脏象图、手足阴阳五脏六腑（除心包络）十一经脉证法、三才治法、三感之病、四因之病、五郁之病、六气主治要法、主治心法，主要论述脏腑、经脉、病因及主治之法。张氏以《素问》为宗旨，吸取《中藏经》分辨脏腑寒热虚实和钱乙五脏虚实辨证用药处方之精华，系统归纳整理了脏腑辨证，并附以脏腑诸病主治用药心法。至于三才、三感、四因、五郁、六气等，亦取之于《素问》诸论。中卷包括《内经》主治备要和六气方治。下卷是用药备旨。中下两卷主要讨论了五运六气为病、六气方治及药物的性味运用。张氏吸收了刘完素《素问玄机原病式》的内容，又参以《素问》有关气味厚薄、寒热升降及五脏苦欲理论，把运气学说运用到遣药制方中，对药物学和方剂学的发展有一定的影响。

《珍珠囊》，共1卷，见于元代杜思敬所辑之《济生拔粹》。张氏根据《内经》之旨，记述了113味药物的阴阳、寒热、性能、主治、归经、宜忌、气味厚薄、升降浮沉补泻、君臣佐使等理论，以及六气、十二经随证用药的方法。

张氏在脏腑辨证、遣药制方等方面进行了全面系统的总结。其重视扶养脾胃的思想，给李杲脾胃学说以很大的影响。传张氏之学者，有李杲、王好古、罗谦甫和张氏之子张璧诸家，私淑者亦众，世称"易水学派"。

二、针灸学术思想

张元素作为易水学派的开创者，不仅重视脏腑辨证及扶养胃气，同时在针灸方面也做出了很大的贡献。其学术思想在其弟子的医书中均有体现，主要包括取五输穴治疗伤寒、中风大接经治疗学说、取同经原穴治疗脏腑病、特定穴放血疗法等。这些思想均被运用于临床，取得了很好的临床疗效。

（一）五输穴治疗伤寒

张元素引用《内经》中对伤寒热病取井、原、荥三类腧穴，在《伤寒论》中太阳病刺风府、风池，热入血室刺期门等治法的基础上，发展和充实了针刺治疗伤寒热病的内容，尤其是用井穴和原穴治疗伤寒结胸痞气、头痛、腹痛等证，与前人比较有很大的不同。其治疗伤寒汗不出的取穴与《难经·六十八难》相结合，以"随经辨脉"为取穴原则。其治疗伤寒结胸痞气、头痛与腹痛取穴以《难经·六十八难》与《难经·六十六难》为准则，将《内经》与《难经》的经验用于伤寒热病中。同时张氏发展了针刺方法，如《洁古云岐针法·辨伤寒热甚五十九刺》中云："凡刺之法，吸则纳针，得气则泻，勿令迟缓，起似发机。"使得针灸治疗伤寒病有了进一步的提高。张氏临床治疗热证多用井穴、原穴及荥穴，他认为取井穴有透邪通经之意，可用于治疗一切急病；原穴对其本经虚实病证均有调整作用；荥主身热，可治疗一切热病初起之证。张氏在治疗结胸痞气以及三阴腹痛之证时，选穴配伍将手足三阴经相结合，如足厥阴与手太阴相结合，足少阴与手厥阴相结合，足太阴与手少阴相结合，突出了十二经脉循环流注的规律，体现了"经络迎随补泻"学说的思想。

（二）中风大接经治疗学说

云岐子《医学新书》中记载了大接经刺法。大接经刺法是配穴法之一，见于罗天益《卫生宝鉴·中风刺法·卷七》。该法是治疗中风病的一种方法，即针刺十二井穴，以沟通十二经脉气血，使十二经脉气血阴阳交注正常运行。其具体应用分为"从阴引阳"和"从阳引阴"两个方面（首见于《素问·阴阳应象大论》），目的在于从阴引阳分之邪，从阳引阴分之邪。从阴引阳：由手太阴井穴少商开始，依次取手阳明商阳、足阳明厉兑、足太阴隐白、手少阴少冲、手太阳少泽、足太阳至阴、足少阴涌泉、手厥阴中冲、手少阳关冲、足少阳窍阴和足厥阴大敦，刺完十二经。从阳引阴：从足太阳井穴至阴开始，依次取足少阴涌泉、手厥阴中冲、手少阳关冲、足少阳窍阴、足厥阴大敦、手太阴少商、手阳明商阳、足阳明厉兑、足太阴隐白、手少阴少冲、手太阳少泽，刺完十二经。从上述选穴顺序来看，从阴引阳法，始自手太阴，终于足厥阴。手太阴气血所注之时为寅时，从寅到未，是平旦至日中，阴气渐消、阳气渐盛的过程。从阳引阴法，始自足太阳，终于手太阳。足太阳气血注于申时，由申至丑为一日之中，阳气渐消、阴气渐盛的过程。大接经取穴规律，是张氏在《内经》相关理论的基础上进一步的深化和扩充，对临床具有一定的影响。

（三）取同经原穴治疗脏腑病

张氏治疗脏腑病证时善取原穴，并将这种方法称为"拔原法"。张元素之子所著的《云岐子论经络迎随补泻法》中介绍了张元素的针法补泻和针刺治疗经验。如"经络取原法"中记载"本经原穴者，无经络逆从、子母补泻。凡刺原穴，诊见动作来，应手而纳针，吸则得气，无令出针，停而久留，气尽乃出。此拔原之法也"。"王海藏拔原例"中又写到"凡刺十二原穴，非泻子补母之法，虚实通用，故五脏六腑有病，皆取其原是也"。可见张氏在运用该法时不讲究虚实补泻，凡五脏六腑之病，均取十二经原穴，得气后久留针。此法在"刺伤寒三阳头痛法""刺伤寒三阴腹痛法""灸少阴原救脉法""辨伤寒药附针灸法"和"洁古刺诸痛法"等篇章中都有具体运用，如"洁古刺诸痛法"中有"两胁痛，少阳丘墟"和"头痛，手足太阳原穴"等记载。"拔原法"对后世医家有很大的影响，如《针灸大成》和《针方六集》等医书中，凡记载原穴下均注有"虚实皆拔之"字样，皆为受张氏"取原说"之影响。

（四）特定穴放血疗法

张元素对某些疼痛性疾病、伤寒阴证以及神志病的治疗采取特定穴刺血疗法或灸法。如《云岐子论经络迎随补泻法》的"洁古刺痛诸法"篇中多次提到特定穴刺血治疗痛证之法，如"腰痛，昆仑及委中出血""百节疼痛，实无所知，三棱刺绝骨出血"和"大凡热不止，昼夜无度，刺十指间出血，谓之八关大刺"等刺络放血疗法。在治疗伤寒诸证时，张氏采用灸特定穴的方法进行治疗。如"辨伤寒药附针灸法"篇中记载有"伤寒经与里合之证，灸太溪穴"；"灸少阴原救脉法"篇中记载有"阴毒伤寒，体沉四肢皆重，腹痛脉微迟，当灸气海或关元"等。另外《阴证略例》和《卫生宝鉴》中记载有张元素的几个灸治方法，例如"洁古云，治烦满囊缩，可灸阳陵泉……阴病在内……又以脐下一寸灸之，及以脐下各四边一寸，三处齐灸之，极则二寸石门灸之"，再如"癫痫瘈疭……洁古老人云，昼发取阳跷申脉，夜发取阴跷照海，先各灸二七壮"。

张元素针灸学说对后世有很大的影响，以弟子王好古及其再传弟子罗天益为代表。张氏针灸学术思想在弟子医书中均有体现，尤以罗天益《卫生宝鉴》中所述医案最多。大接经法目前仍被运用于现代临床中，通过针刺井穴起到醒脑开窍、疏通经络和调整阴阳的作用，对治疗中风及脑血管疾病有很好的临床疗效。

第二节　临床举隅

作为易水学派的开创者，张元素重视脏腑辨证，重视后天脾胃的固护，同时在针灸方面也有很高的造诣。其针灸学术思想主要有取五输穴治疗伤寒、中风大接经治疗学说、取同经原穴治疗脏腑病、特定穴放血疗法等，均有临床指导价值。本节选取其临床案例 1 则，分析其诊疗思路，为临床治疗提供参考。

案　玉壶丸治疗风痰头痛

洁古治一人，病头痛久矣，发则面颊青黄，晕眩，目慵张而口懒言，体沉重，兀兀欲吐。此厥阴、太阴合病，名曰风痰头痛。以《局方》玉壶丸治之，更灸侠溪穴，寻愈。

处方：生南星、生半夏各一两，天麻五钱，头白面三两。研为细末，滴水为丸如梧桐子大。每服三十丸，清水一大盏，先煎令沸，下药煮五七沸，候药浮即熟，漉出放温，另以生姜汤送下，不计时服。（《名医类案》）

按语： 六经皆有头痛，色青主肝，色黄主脾，肝开窍于目，脾开窍于口，"诸风掉眩，皆属于肝"。脾病则体重，胸膈有痰则兀兀欲吐。头为诸阳之会，胸为阳气发源之所，病发"面颊青黄，兀兀欲吐"，以其在肝脾两经，故断为厥阴太阴合病；风气上逆，痰浊随之而上，故诊为风痰头痛，治用《局方》玉壶丸。盖取方中天麻柔肝息风，半夏、南星祛其痰浊，头白面扶脾助运，另用生姜汤送下，一方面可减天南星、半夏之毒，另一方面可宣复神志之明。该案更灸侠溪穴以振胆阳，侠溪穴是胆经的荥穴，具有疏泄肝胆、舒筋活络、平肝潜阳、息风开窍的作用。诸法和用，则肝脾调，风痰消，而清明复，自能寻愈而不发。故而本案审证恰当，用药精炼，药灸兼施，其学识经验值得后学细加揣研。

第三节　学术发微

张元素的针灸学术思想已见于医家传略中，其学术思想还包括脏腑辨证理论、遣方制药理论、注重固护脾胃等。下面主要介绍其中医学术理论，以及针灸学术思想的传承与应用，最后分享笔者的临床心得，以期为临床运用提供参考和借鉴。

一、学术理论

张元素是易水学派的开创者，他在《内经》脏腑理论的启示下，结合自己数十年的临床经验，总结以脏腑寒热虚实以言病机的学说，除心包络之外，对于每一脏腑均从生理、病理、演变、预后以及治疗方药等方面进行阐述，各成体系，较为系统，使脏腑辨证说由此而渐被众多医家所重视，现已成为中医辨证理论体系中的重要内容。此外，张氏还对药物学研究颇有发挥，强调药物的四气五味之厚薄、升降浮沉之区别是影响药物作用的重要方面。在遣药治方学上，张氏创造了"引经报使"理论，并确立了十二经引经报使药，对后世方药学的发展产生了深远的影响。张氏的学术思想堪称临证者的典范、后学的津梁，李时珍曾高度评价张元素，称其"大扬医理，灵素之下，一人而已"。张元素的学术成就主要表现在脏腑辨证以及遣方制药两方面，同时重视抚养脾胃，具体阐述如下。

（一）总结脏腑辨证理论

中医学的脏腑辨证理论，最早见于《灵枢》一书，后有张仲景的《金匮要略》，又有华佗的《中藏经》、孙思邈的《备急千金要方》、钱乙的《小儿药证直诀》等，使之逐步系统并完善。然上述医者之著作或有失传，或流于泛，或专于小儿，而张元素则全面领会了《内经》的脏腑辨证思想，吸取前人思想之精华，并结合自身多年的临床经验，对脏腑辨证进行了又一次的全面总结。张氏所研究的脏腑辨证之具体内容，主要包括各脏腑之生理、脏腑与辨证用药两个方面。

1. 脏腑生理　包括各脏腑的性质、功能、特点，例如对于肝胆之论述："肝之经，肝脉本部在于筋，足厥阴，风，乙木也。经曰：肝与胆为表里，足厥阴、少阳也。其经旺于春，乃万物之始生也。其气软而弱，软则不可汗，弱则不可下，其脉弦长曰平。""胆属木，为少阳相火，发生万物，为决断之官，十一脏主之。"再如其弟子李杲在《脾胃论》中所说："脾之经，脾脉本在肌肉，足太阴，湿，己土。经曰：脾土，者也，谏议之官，主意与智，消磨五谷，寄在胸中，养于四旁，旺于四季，正主长夏，与胃为表里，足太阴是其经也。""胃之经，足阳明，湿，戊土，胃者，脾之脏也……足阳明是其经也。"

张氏以脏腑之生理特点为基础，根据脏腑本气及经络循行部位，结合虚实寒热进行辨证，并将脏腑病分为"本病""标病"，并有虚实寒热、"是动""所生病"等的区别。另外张氏还归纳了各脏腑病的演变与预后。例如叙述肝脏，"肝藏血属木，胆火寄其中，主血，主目，主筋，主呼，主怒"；肝之"本病"，包括"诸风眩晕、僵仆强直、惊痫、两胁肿痛、胸胁满痛、呕血、小腹疝痛、疟痕、女人经病"等；肝之"标病"，则包括"寒热疟、头痛、吐涎、目赤、面青、多怒、耳闭、颊肿、筋挛、卵缩、丈夫癫疝、女人少腹肿痛、阴病"。张氏所指的"本病"及"标病"，以脏腑经络言之，脏腑为本，经络为标。又如厥阴与少阳互为表里，厥阴为本，少阳则为标。肝之虚实寒热脉证，张氏将其归纳为："凡肝实则两胁下隐痛，喜怒，虚则如人将捕之。""肝中寒，则两臂不举，舌燥，多太息，胸中痛，不能转侧，其脉左关上迟而涩者是也。肝中热，则喘满，多嗔，目痛，腹胀，不嗜食，所作不定，梦中惊悸，眼赤，视物不明，其脉左关阳实者是也。肝虚冷，则胁下坚痛，目盲，臂痛，发寒热如疟状，不欲食，妇人则月水不来，气急，其脉左关上沉而弱者是也。"张氏还重视从脉象上进行辨证，脉证并举是张元素自己的归纳方法。关于肝病的演变和预后："肝病旦慧，晚甚，夜静。肝病头痛，目眩，胁满，囊缩，小便不通，十日死。又身热恶寒，四肢不举，其脉当弦而急，反短涩者，乃金克木也，死不治。"

2. 脏腑与辨证用药　张氏取法于《素问·脏气法时论》，并结合具体临床实践，在补虚、泻实、温寒、清热等方面总结了常用的方药。例如治疗肝病："肝苦急，急食甘以缓之，甘草。肝欲散，急食辛以散之，川芎。补以细辛之辛。泻以白芍药之酸。肝虚，以陈皮、生姜之类补之。经曰：虚则补其母。水能生木，肾乃肝之母也……苦补其肾，熟地黄、黄柏是也。如无他证，钱氏地黄丸补之。实则白芍药泻之，如无他证，钱氏泻青丸主之。实则泻其子，心乃肝之子，以甘草泻之。"

除此之外，张氏所著的《脏腑标本寒热虚实用药式》，依据各个脏腑之本病、标病，辨别其寒热虚实，罗列了临床用药。脏腑病之用药，除了"实则泻其子，虚则补其母"的原则和用药之外，还列举了其他具体的用药，现举例如下。

肝：有余泻之（泻气、泻血、镇惊）；神虚补之（补气、补血）；本热则寒之（泻火、凉脾）。

心：火实泻之（泻气、泻血、镇惊）；神虚补之（补气、补血）；本热寒之（泻火、凉血）；标热发之（散火）。

脾：土实泻之（催吐、攻下）；土虚补之（补气、补血）；本湿除之（燥中宫、洁净府）；标湿渗之（开鬼门）。

肺：气实泻之（除湿、泻火、通滞）；气虚补之（润燥、敛肺）；本热清之（清金）；本寒温之（温肺）；标寒散之（解表）。

肾：水强泻之（泻腑）；水弱补之（补气、补血）；本热攻之（下）；本寒温之（温里）；标寒解之（解表）；标热凉之（清热）。

胆：实火泻之（泻胆）；虚火补之（温胆）；本热平之（降火、镇惊）；标热和之（和解）。

胃：胃实泻之（湿热、饮食）；胃虚补之（湿热、寒湿）；本热寒之（降火）；标热解之（解肌）。

小肠：实热泻之（气、血）；虚寒补之（气、血）；本热寒之（降火）；标热散之（解肌）。

膀胱：实热泻之（泻火）；下虚补之（热、寒）；本热利之（降火）；标寒发之（发表）。

三焦：实火泻之，虚火补之，本热寒之（皆分上中下）；标热散之（解表）。

命门：火强泻之（泻相火）；火弱补之（益阳）；精脱固之（涩滑）。

除上述脏腑病变用药大法之外，张氏还列举了种种药物。张氏总结的脏腑辨证自成一派，将理论与实践相结合，对今天的临床仍然具有指导意义。

（二）探讨遣方制药理论

《素问·阴阳应象大论》中的气味厚薄、寒热升降理论，《素问·脏气法时论》

《素问·至真要大论》中的五味和五脏苦欲补泻理论，都是中药学中重要的理论。在此基础上，张氏对药物的气味厚薄、升降浮沉、药味归经、苦欲补泻及制方大法等都进行了研究和发挥，其所研制的很多方剂，在现代临床仍然可见。

1. 关于药物升降浮沉　张氏认为："夫药有寒热温凉之性，有酸苦辛咸甘淡之味，各有所能，不可不通也。夫药之气味不必同。同气之物，其味皆咸，其气皆寒之类是也。凡同气之物，必有诸味；同味之物，必有诸气。互相气味，各有浓薄，性用不等，制方者必须明其用矣。"

2. 气味厚薄　药物的升降浮沉等作用与其气味厚薄有很大关系。《素问·阴阳应象大论》中记载："味厚者为阴，薄为阴之阳；气厚者为阳，薄为阳之阴。"张氏还对此联系药物进行解释："升降者，天地之气交也。茯苓，淡，为天之阳，阳也，阳当上行，何谓利水而泄下？经云：气之薄者，阳中之阴。所以茯苓利水而泄下，亦不离乎阳之体，故入手太阳也。麻黄，苦，为地之阴，阴也，阴当下行，何谓发汗而升上？经曰：味之薄者，阴中之阳。所以麻黄发汗而升上，亦不离乎阴之体，故入手太阴也。附子，气之厚者，乃阳中之阳，故经云发热。大黄，味之厚者，乃阴中之阴，故经云泄下。竹，淡，为阳中之阴，所以利小便也。茶，苦，为阴中之阳，所以清头目也。"其从气味来分厚薄，即阴阳之中又可分阴阳，说明了气薄而未必尽升，味薄而未必尽降。

3. 与炮制之关系　张氏认为，药物升降浮沉与炮制之关系十分密切，例如"用上焦药，须酒洗曝干""当归酒浸，助发散之用也""黄连、黄芩、黄柏，治病在头面及手梢皮肤者，须酒炒之，借酒力上升也。咽之下、脐之上者，须酒洗之；在下者，生用。凡熟升生降也"。

4. 论根梢的作用　对于此方面，张氏认为："凡根之在上者，中半以上，气脉上行，以生苗为根；中半以下，气脉下行，入土者为梢。当知病在中焦用身，上焦用根，下焦用梢。经曰：根升梢降。"

5. 制定药类法象　张氏十分注重药物气味厚薄、升降浮沉之异同及其辩证关系，制定了药类法象。其在《医学启源》中将所列举的100多味药物分为风升生、热浮长、湿化成中央、燥降收、寒沉藏五类。

风升生：味之薄者，阴中之阳，味薄则通，酸、苦、咸、平是也。防风、羌活、升麻、柴胡、葛根、威灵仙、独活、细辛等属于此类。

热浮长：气之厚者，阳中之阳，气厚则发热，辛、甘、温、热是也。黑附子、干姜、生姜、良姜、川乌、木香、白豆蔻等属于此类。

湿化成中央：戊土其本气平，其兼气温凉寒热，在人以胃应之；己土其本味淡，其兼味辛甘苦咸，在人以脾应之。黄芪、人参、甘草、当归、熟地黄、半夏、白术、苍术、橘皮、青皮等属于此类。

燥降收：气之薄者，阳中之阴，气薄则发泄，辛、甘、淡、平、寒、凉是也。茯苓、泽泻、猪苓、滑石、瞿麦、车前、木通等属于此类。

寒沉藏：味之厚者，阴中之阴，味厚则泻，酸、苦、咸、寒是也。大黄、黄柏、黄芩、黄连、石膏、知母、生地黄等属于此类。

该分类方法虽有局限性，却是张氏之独到见解，独具特色。

6. 阐发苦欲补泻　张氏根据自身的临床经验，结合《内经》相关理论，并尽可能结合方药对脏腑的苦欲和补泻进行了详细阐释。张氏认为脏腑的补泻和气味的关系是："肝胆，味辛补，酸泻；气温补，凉泻。心小肠，味咸补，甘泻；气热补，寒泻。脾胃，味甘补，苦泻；气温热补，寒凉泻。肺大肠，味酸补，辛泻；气凉补，温泻。肾膀胱，味苦补，咸泻；气寒补，热泻。"对于五脏之苦欲补泻，张氏则进行了方药补充，其认为"酸、辛、甘、苦、咸，各有所利，或散，或收，或缓，或坚，四时五脏病，随五味所宜也"。对于五脏虚实苦欲的治疗，张氏还补充了相应的方剂，例如"心苦缓，以五味子之酸收之。心欲软，软以芒硝之咸，补以泽泻之咸，泻以人参、甘草、黄芪之甘。心虚，则以炒盐补之。虚则补其母，木能生火，肝乃心之母，肝母生心火也，以生姜补肝。如无他证，钱氏安神丸是也。实则甘草泻之。如无他证，钱氏方中，重则泻心汤，轻则导赤散是也"。

7. 创药物归经和引经报使　张氏重视脏腑辨证，将其与用药密切结合，发明了药物归经学说。例如葛根"通行足阳明之经"；细辛"治少阴经头痛如神"；香白芷"治手阳明头痛"，"通行手足阳明经"。在归经学说的基础上，张氏在制方方面还提出应注意"各经引用"，若药有向导，则其效速，其效专而力宏。除此之外，他还归纳了手足十二经的引经报使药，并强调一些药物的引经报使作用。

8. 六气内淫制方大法　张氏不仅阐发《素问》气味之理，更在遣方制药时参照五运六气学说，并根据《素问》中关于六气之邪内淫而病的治疗原则进行制方，分为"风制法""暑制法""湿制法""燥制法""寒制法"。张氏还以当归拈痛汤、天麻半夏汤说明上述制方原则的实用性和指导意义。此外，他还把《内经》的制方理论同临床用药密切联系，并引用钱氏创制的方剂充实其中，形成了一整套辨证立法处方的体系，从而丰富了方剂学相关理论。

9. 用药要旨　张氏不仅制定了药类法象，在《医学启源》中将所列举的100多味药物分为风升生、热浮长、湿化成中央、燥降收、寒沉藏五类，还简单总结了药物的性味功效、炮制方法，最后还罗列了《法象余品》中增加的34味药的性味功效。

（三）注重固护脾胃

张氏对于脾胃尤为重视，并对脾胃虚实病证的治疗有着较为系统、完整的方法。其在前人的基础上，对于脾胃又进行了总结和阐述，如《医学启源》中的论述充分体现了张氏重视脾胃在五脏中的地位及温养脾胃的重要意义。张氏依据脾喜温运、胃喜润降之特点，分别确定了治脾宜守、宜补、宜升，而治胃宜和、宜攻、宜降的治疗原则。对于脾土虚弱者，张氏用药分为"补气"与"补血"两方面，这成为李东垣治疗脾胃内伤立方用药之本，对后世治疗脾胃病也具有深远的影响。张氏治病注重抚养脾胃，提出"养正积自除"（《内外伤辨惑论》）。对于老幼脾胃虚弱，饮食不消者，他变仲景枳术汤为枳术丸，使得白术用量重于枳实，重于补养脾胃，兼治痞满消食。为固护脾胃，张氏在药物炮制方面也特别注意，充分体现了其对脾胃的重视。张氏重视固护脾胃的思想，对其弟子李杲、罗谦甫的临床用药方法和李杲的脾胃学说产生都产生了重大影响。

二、针灸学术思想的现代应用

大接经法见于罗天益的《卫生宝鉴·中风刺法·卷七》，是重要的配穴法之一，主要用于治疗中风偏枯。该法通过针刺十二井穴，以沟通十二经气血，分为"从阴引阳"和"从阳引阴"两个方面，是张元素在《内经》理论基础上进一步的深化和扩充，对后世临床具有重要的指导意义。熊博文等通过研究有关大接经法的古今文献，得出结论：井穴是"根结理论"之根所在，在治疗上有远道取穴作用；井穴是表里阴阳经交接之处，气之大络，针刺井穴符合"病在脏，邪在肝"的中风病病机；大接经法是基于疾病的阴阳偏性及针刺引导趋势的需要，是中医学的宝藏，具有很高的应用潜力和价值。目前大接经法主要应用在治疗血管性痴呆、中风后偏瘫肩痛等领域。

三、心得心悟

典型验案一　心悸（冠状动脉粥样硬化性心脏病）

李某，女，43 岁，主因心慌胸闷，左侧肩胛部沉闷感 1 月余加重 3 天就诊。

现病史：患者自述年轻时患有"心肌缺血"，亦有心慌不适，每逢心情不畅、饮食过多时加重。刻诊：纳差，食而无味，喜热恶寒，夜寐易醒，易头晕，心慌，胸闷憋气，左侧肩胛部沉闷劳累感。月经规律，每月 1 次，行经 6 天，无提前或衍期，有少量血块，小腹部偶有刺痛。大便每日 1 次，软便。舌质淡白，薄白苔，脉细弱。

西医诊断：冠状动脉粥样硬化性心脏病。

中医诊断：心悸，心脾两虚证。

针刺处方：上脘、中脘、下脘、气海、天枢（双）、内关（双）、足三里（双）、膻中、神道、太冲（双）、合谷（双）。以上诸穴常规针刺，得气后平补平泻。其中双侧内关穴得气后施以热补手法，务求温热针感循经传导至胸部，留针 30 分钟，10 次为1 个疗程。

经 10 次治疗后，患者心悸、胸闷及左肩胛部沉闷感均消失。嘱其劳逸结合，切忌熬夜及思虑过重。

按语： 近代针灸名家王乐亭深研易水学派理论，尤其传承张元素重视脾胃思想，参照其中的调中益气汤和补中益气汤之意，临证总结出一套较为实用的针灸选穴处方"老十针"（由上脘穴、中脘穴、下脘穴、气海穴、天枢穴、内关穴和足三里穴组成），临证适当加减化裁，对于临床大多数常见病尤其是脾胃病可取得较好的效果。笔者在临床上以"老十针"化裁治疗心系疾病属功能性者，如心悸、胸痹等，临床效果显著。本案因气虚血弱继发血瘀等证，属虚实夹杂以虚证为主，其治以传统"老十针"为主，去神门穴，加神道、太冲、合谷、膻中诸穴。其中"老十针"可调理中焦气机之升降，壮气血生化之源，复脾胃运化受纳之能。神道穴位于背部督脉之上，督脉阳气由此而过，该穴可定惊悸，平恍惚，亦具调神之能。太冲与合谷相配，称为"开四关"，合谷主气，清轻升散，太冲穴主血，重浊下行，两穴相伍，气血可理，升降可复。膻中为气会，功善理气机之逆乱。诸穴配伍，调中健脾，理气和血，升清降浊。

典型验案二　痛经（子宫内膜异位症）

李某，女，34 岁，主因痛经渐进性加重 7 月余就诊。

现病史： 患者生育前即患有痛经，产后痛经未得到缓解，却较前加重，且痛经呈渐进性加重，行妇科彩超检查示子宫内膜异位症。西医建议摘除子宫，患者未同意，欲求中医治疗。患者平素饮食尚可，胃脘部饭后易有堵塞感；行经时小腹部疼痛较甚，呈针刺样疼痛，有血块，量少，行经 5 天左右；大便每日 1 次，条状；舌质淡白稍紫暗，薄白苔，脉弦涩。

西医诊断： 子宫内膜异位症。

中医诊断： 痛经，气滞血瘀证。

针刺处方： 中脘、下脘、气海、关元、内关（双）、足三里（双）、归来（双）、阴交、地机（双）、三阴交（双）。诸穴常规针刺，得气后平补平泻。其中归来、阴交和三阴交三穴，得气后行热补手法，使温热感向小腹部传导，10 次为 1 个疗程，嘱患者每次行经前一周来门诊针刺。

经 5 个疗程的治疗，患者痛经症状明显缓解；继续治疗 3 个疗程，达到临床治愈。

按语： 传承张元素先生之重视脾胃思想，采用"老十针"配伍归来、阴交、地机、三阴交等，临床治疗妇科相关疾病，如压力性尿失禁、腺肌症或附件炎等，效果显著。"老十针"中有四穴隶属于任脉，其中包括上脘穴、中脘穴、下脘穴和气海穴，临床应用可理中焦气机之升降，可调任脉经气之运行。归来为足阳明胃经之穴，可降奔豚，疗疝气，疗妇人血脏积冷；三阴交为足三阴经经脉交会穴，可调三脏之疾，凡脾虚胃弱、肝寒气滞、肾虚精亏之证，皆可依证施针，且冲脉依足少阴肾经而上，针三阴交亦可调理冲脉。归来与阴交配伍互用，对于妇科疾患尤为适宜。阴交属任脉穴，归来为胃经穴，二穴均在小腹上，可理任脉而调月事，止崩止带，化瘀祛寒。地机为足太阴脾经郄穴，可除女子癥瘕。诸穴合用，可理脾胃，调中宫，理冲任，痛经故而痊愈。

小结

综上，张元素的脏腑寒热辨证和遣方制药理论对后世有很大的影响，其学术思想在其弟子的医书中均有体现，如杜思敬的《济生拔粹》及罗天益的《卫生宝鉴》中就有较多的记载。张氏确立制方原则的同时，相应地自制了不少新方，如当归拈痛汤，被李东垣和罗天益等诸多医家传承应用，清代医家张璐盛赞此方为"湿热疼肿之胜方"，迄今仍被广泛应用。张氏的大接经法也被广泛应用于针灸临床。张元素的学术思想仍有许多宝藏未被挖掘，需要我们后来人去努力传承、创新与发展。

参 考 文 献

[1] 权春分. 浅谈张元素针灸学术成就 [J]. 甘肃中医，2009，22（10）：7-8.

[2] 熊博文，王云欢，殷磊，等. "大接经法"治疗"中风偏枯"经典角度的内涵探析 [J]. 中华中医药杂志，2018，33（7）：2873-2875.

[3] 米建平，朱晓平，樊莉，等. 大接经法治疗血管性痴呆临床观察 [J]. 中国针灸，2004，24（11）：747-749.

[4] 朱云红，倪姗姗，戴淑青，等. 大接经法配合独活寄生汤治疗中风后偏瘫肩痛临床观察 [J]. 四川中医，2017，35（11）：175-176.

[5] 江瓘. 名医类案 [M]. 北京：人民卫生出版社，2005.

[6] 罗天益. 卫生宝鉴 [M]. 第2版. 北京：人民卫生出版社，1987.

第五章 李 杲

第一节 医家传略与针灸学术思想

一、李杲传略

李杲（1180—1251 年），字明之，晚年自号东垣老人，金代真定（今河北正定）人，以创立脾胃学说而独树其帜，为金元四大家之一。李杲自幼酷爱医学，曾拜张元素为师，深得张氏学说的精华。他对《内经》《难经》等古典医籍都进行了认真学习，能师古而不泥古；著有《脾胃论》《内外伤辨惑论》《兰室秘藏》等书，充实发展了《内经》的脾胃理论；还著有《脉决指掌病式图说》《活法机要》《医学发明》《伤寒治法举要》《伤寒会要》《万愈方》等，对后世均有影响。

《内外伤辨惑论》刊于 1247 年，共 3 卷，凡 26 论，主要论述内伤和外感两大类的病因、症状、脉象、治法等问题。卷上主要是辨证，讨论内伤病与外感病的不同形证及其病理变化，共 13 论；卷中论饮食劳倦所伤，强调喜怒忧恐劳役过度，损耗元气，并制升阳益气及其各种变通治法，共 5 论；卷下论内伤饮食辨证及用药，共 8 论。《脾胃论》刊于 1249 年，共 3 卷。卷上为基本理论，引用《内经》原文来论述其脾胃病的治疗观点和方药；卷中阐述脾胃病的具体论治；卷下详述脾胃病与天地阴阳、升降浮沉的密切关系，列方剂 60 余首，并附方义及服用法，其中补中益气汤、调中益气汤、升阳益胃汤、升阳散火汤等至今仍为临床所习用。书中提出"人以脾胃中元气为本"的观点，创立"补脾胃，升阳气，泻阴火"及"甘温除大热"的治疗方法，确立脾胃学说的地位，成为补土派的鼻祖。

《兰室秘藏》刊于公元 1276 年，共 3 卷 21 门，包括内外妇儿临证各科。每门之下，有总论、证候、病源、治疗原则、处方等。

二、针灸学术思想

（一）针刺昆仑、中脘等穴，补脾胃以助元气

东垣创立脾胃学说，为"补土派"的代表。在针灸方面，其常选择不同腧穴补脾胃以助元气。对于脾胃损伤，阴火下乘于脾胃之证则直接补胃土，以助元气。如《脾胃论·阴病治阳阳病治阴》曰："饮食失节，及劳役形质，阴火乘于坤土之中，致谷气、荣气、清气、胃气、元气不得上升，滋于六腑之阳气，是五阳之气先绝于外，外者天也，下流伏于坤土阴火之……当从胃合三里穴中，推而扬之，以伸元气。"其中关于"推而扬之"的研究，袁宜勤认为，"推而扬之"即针刺补法，从后向前为推，即拇指向前捻转时用力较重，为捻转补法；扬包含两方面，一是针感从下（足三里位居足胫在下）向上传导，二是通过补法针刺足三里，从而升发下陷的脾胃之元气，这与东垣药用补中益气重视升发脾气的观点相一致。由于足三里既是胃的合穴、下合穴，又五行属土，是脾经本穴，"合治内府"，故能够直接补益脾胃，通过补脾胃达到助元气以制阴火的目的。

东垣先生认为人体致病多由于脾胃受损导致元气不足而引发诸病，故曰："脾胃之气既伤，而元气亦不能充，而诸病之所由生也。""火与元气不两立，一胜则一负"，元气虚衰是阴火妄动的根源，而元气衰惫又多由于饮食不节、劳役过度、七情过极等原因损伤脾胃元气所引起。《脾胃论·三焦元气衰旺》曰，"《黄帝针经》云：上气不足，脑为之不满，耳为之苦鸣，头为之倾，目为之瞑。中气不足，溲便为之变，肠为之苦鸣。下气不足，则为痿厥心悗"，治以"补外踝下留之"。根据子母补泻法，虚则补其母，需针刺土之母，属火的经穴。而"外踝下"即足太阳膀胱经之昆仑穴。昆仑为五输穴中的"经"穴，属火，补昆仑可充实脾胃之气，从而使元气旺、阳气升，阴火自降。这是李氏"甘温除大热"学说在针灸上的具体运用。对于元气损伤较重者，东垣先生则用募穴补脏腑之元气，引阳气上行，如《脾胃论·阴病治阳阳病治阴》云："阴火乘于坤土之中……若元气愈不足，治在腹上诸腑之募穴；若传在五脏，为九窍不通，随各窍之病，治其各脏之募穴于腹。"又《医学发明·本草十剂》载"范天騋夫人，先因劳役饮食失节，加之忧思气结，病心腹胀满，旦食则不能暮食，两胁刺痛，诊其脉弦而细，至夜浊阴之气当降而不降"，其原因"大抵阳主运化，饮食劳倦，损伤脾胃，阳气不能运化精微，聚而不散，故为胀满。先灸中脘，乃胃之募穴，引胃中生发之气，上行阳道……使浊阴之气自此而降矣"。由此可知，先灸胃募中脘的目的是升发阳气，运化水谷精微，从而消胀除满。

对于崩漏之证，除药物治疗之外，常配合血海施灸。如《兰室秘藏·妇人门》记载，"女子漏下恶血，月事不调……致令心火乘脾"，其治除服药外，"灸足太阴脾经中

血海穴二七壮亦已"。血海为脾经要穴,脾为气血生化之源,又司统血,脾气亏虚,元气亦虚,阴火自盛,血不能循经,故漏下不止。灸血海,可升脾气、降阴火而恢复脾统血之功能,使血循经运行。

由此可见,东垣先生治疗脾胃损伤之证,常针刺足三里以补脾土助元气;治疗脾胃损伤导致元气不足之轻证,则针刺昆仑,元气损伤较重者则针刺募穴中脘以升阳气制阴火;治疗女子崩漏等血证时,则灸血海补益脾胃,助养元气。

(二)虚实两端,皆可"泻其血络"

李氏传承发展《内经》"阳病治阴,阴病治阳,定其血气,各守其乡,血实宜决之,气虚宜掣引之"的刺血理论,提出"泻其血络"的学术观点。《兰室秘藏·中满腹胀论》:"经云:中满者泻之于内者是也……正如开鬼门,洁净府,温衣缪刺其处,是先泻其血络,后调其真经,气血平,阳布神清,此治之正也。"此"先泻其血络",有助于泄除中满,令气血平和。《医学发明·膈咽不通并四时换气用药法》曰:"《针经》云:清浊相干,乱于胸中,是为大悗……圣人治此有要法,阳气不足,阴气有余,先补其阳,后泻其阴。是先令阳气升发在阳分,而后泻阴也。春夏之月,阳气在经,当益其经脉,去其血络。"该论述则指出"去其血络"有泻浊阴的作用。"泻其血络"主要治疗经络壅滞之证、大热证、湿热证等实证。如《兰室秘藏·眼耳鼻门》记载:"治目眦岁久赤烂……当以三棱针刺目眦外,以泄湿热。"《兰室秘藏·泻荣汤》治疠风,"先砭其处,令恶气消尽"。《医学发明·五邪相干》中太阳少阳合病致"妄听妄闻、耳箫声"者,"刺关冲出血,泻支沟"。

另外,《素问·针解》有言"菀陈则除之者,出恶血也",即当经络瘀滞或邪入血分郁结不解时,刺络可去瘀血。"菀陈则除之"也是东垣先生刺络放血疗法的另一个原则。他提出"泻其经络之壅者,为血凝而不流,故先去之,而治他病"。可见李氏强调通过刺络泻血,使壅滞的血液流通,血为气之母,血液畅通,则气机升降如常,从而通畅经络气血。如东垣先生用刺络放血疗法治疗多个瘀血腰痛病案,每多起针而病除之效。《兰室秘藏·腰痛门》记载:"露宿寒湿之地,腰痛不能转侧,两胁搐急作痛……皆为足太阳、足少阴血络中有凝血作痛,间有一二证属少阳胆经外络脉病,皆去血络之凝乃愈。"由此可知,若要治愈腰痛,需"去血络之凝"。

《内经》中刺络泻血法多用于实证、痛证,旨在攻邪,东垣先生还将刺络放血疗法应用于某些虚证或虚实夹杂证,扩大了刺络泻血疗法的应用范围。有学者认为通过刺络,可以激发经络腧穴,调动机体内在抗病能力,增强机体免疫力,从而达到补虚泻实的目的。如《脾胃论·脾胃虚弱随时为病随病制方》中用三棱针点刺足阳明胃经的足三里、气冲穴治疗"脾胃虚弱,感湿成痿"的疾病,若不愈,可继续点刺胃经的上廉穴,充分体现了"治痿独取阳明"的刺络补虚的观点。另外,《兰室秘藏·衄血吐血门》载"麦门冬饮子,治吐血久不愈,以三棱针于气街上出血,立愈",从其所用药物来看，具有益气补血养阴之功，显然此处吐血也属虚证。《名医类案·卷二·火热》记载："东垣治参政年近七十，春间，病面颜郁赤，若饮酒状，痰稠黏，时眩晕，如在风云中，又加目视不明。李诊两寸洪大，尺弦细无力，此上热下寒明矣。欲药之寒凉，为高年气弱不任，记先师所论，凡治上焦，譬犹鸟集高巅，射而取之，即以三棱针于巅前眉际疾刺二十余，出紫黑血约二合。许时，觉头目清利，诸苦皆去，自后不复作。"其对因下焦虚寒而致阴火上浮之证大胆点刺出血，取得了立竿见影的疗效。

东垣先生刺络放血治疗疾病时，也会依据病情标本缓急和所施治部位采用不同的放血工具，如三棱针、砭石、火针、长针等，其中应用最多的当属三棱针。如《脾胃论·脾胃虚弱随时为病随病制方》云："如汗大泄者，津脱也，急止之……三里、气冲以三棱针出血；若汗不减不止者，于三里穴下三寸上廉穴出血。"指出三棱针点刺足三里、气冲与上巨虚出血，可以治疗津脱所致之汗出不止。用砭石配合中药治疗疠风，在《兰室秘藏》中有载："治疠风满脸连头极痒不任，眉毛脱落，先砭其处，令恶气消尽。"用火针治疗"筋脉血络中大寒"引起的"口喎筋急者"，在局部"燔针劫刺"，其目的是"泻冲脉之火炽"。用长针刺络放血治疗偏枯，在《东垣试效方·腰痛论》有曰，"假令足太阳令人腰痛引项脊尻背如重状"，则"刺其郄中，太阳二经出血"。所患疾病不同，东垣先生选择的刺络放血工具也随病而变。

东垣先生提出刺络放血疗法具有重要的临床指导价值，尤其提出刺络放血不仅治疗实证，也可治疗虚证和虚实夹杂证，拓展了刺络放血疗法的临床应用范围。其在临床运用上不仅依据病情，辨证论治，随证治之，并且根据疾病的病位、病情等因素选取不同的放血工具，尤其善用三棱针刺络放血治疗疾病。总之，东垣先生对于"泻其血络"有着独特的见解，给后世医家临床应用刺络放血以启发。

（三）背俞治外感，腹募治内伤

东垣先生这一学术思想源于《内经》和《难经》：《素问·阴阳应象大论》云"阴病治阳，阳病治阴"；《难经·六十七难》云，"五脏募皆在阴，而俞在阳者，何谓也？然：阴病行阳，阳病行阴，故令募在阴，俞在阳"。他将这一治疗原则与藏象、经络、腧穴理论相结合，从而形成了"背俞治外感，腹募治内伤"的独特治疗方法，并对此进行了详细的论述。《脾胃论·阴病治阳阳病治阴》说："夫阴病在阳者，是天外风寒之邪乘中而外入，在人之背上腑俞、脏俞。"治疗应遵循"治风寒之邪，治其各脏之俞"，"六淫客邪有余之病，皆泻在背之腑俞"。由于"风寒之邪""六淫客邪"所导致的病证是"阴病在阳证"，外感取背俞为"从阳引阴"法，故治疗时选穴原则是："六淫湿、暑、燥、火，皆五脏所受，乃筋骨、血脉受邪，各有背上五脏俞以除之……中暑者，治在背上小肠俞；中湿者，治在胃俞；中燥者，治在大肠俞。"治疗上热下寒之证时，"经曰：阴病在阳，当从阳引阴，必须先去络脉经隧之血。若阴中火旺，上腾于天，致六阳反不衰而上亢者，先去五脏之血络，引而下行，天气降下，则下寒之病自去矣。慎勿独泻其六阳，此病阳亢，乃阴火之邪滋之，只去阴火，只损脉络经隧之邪，勿误也。"此病由下焦阴中火旺，逆于上焦阳分所致，治疗宜先去络脉经隧之瘀血，使经络畅通，经络通则利于阳升阴降，然后从上焦阳分引阴火下行，如此则上热下寒之证自去。

腹募治内伤为"从阴引阳"法，即针刺胸腹募穴治疗因脾胃元气久虚，导致五脏不和、九窍不利的病证。《脾胃论》云，"阳病在阴者，病从阴引阳，是水谷之寒热，感则害人六腑"，因"五脏不平，乃六腑元气闭塞之所生也……五脏不和，九窍不通，皆阳气不足，阴气有余，故曰阳不胜其阴。凡治腹之募，皆为元气不足，从阴引阳勿误也"。《脾胃论·胃气下溜五脏气皆乱其为病互相出见论》说："因足太阴虚者，于募穴中导引之于血中……胃虚而致太阴无所禀者，于足阳明胃之募穴中引导之。"脾胃为脏腑气机升降枢纽，针刺胃募中脘以补脾胃升阳气。《脾胃论·阴病治阳阳病治阴》云："若错补四末之俞，错泻四末之余，错泻者，差尤甚矣。按岐伯所说，况取穴于天上，天上者，人之背上五脏六腑之俞，岂有生者乎？兴言及此，寒心彻骨！若六淫客邪及上热下寒，筋骨皮肉血脉之病，错取穴于胃之合及诸腹之募者必危，亦岐伯之言下工，岂可不慎哉？"由此提出了俞募穴应用的禁忌证。

总之，东垣先生不仅发展了《内经》"阳病治阴，阴病治阳"的理论，为针灸俞募治法的实践做出了贡献，而且为后世医家治疗疾病提供了参考。

（四）"同精导气法"与"导气同精法"

"导气"与"同精"，出自《灵枢·五乱》："徐入徐出，谓之导气；补泻无形，谓之同精。"东垣先生将"导气"与"同精"与脾胃观相结合，认为针刺治病用补法或泻法应根据此理论，既丰富了脾胃学说的内容，又发展了《内经》的学术思想。"同精导气"强调的是补益脾胃阳气，取属土的五输穴，使全身气机归于本位，达到阴阳协同的正常状态，多用于脏腑功能紊乱为主要表现的病证，多在阴阳经上直接选用属土的穴位及脾胃的俞穴、募穴。"导气同精"则强调补升脾胃阳气以平阴火，多用于肌肉筋骨为主要病位的病证，多取荥穴、输穴，二者穴位均强调深刺。该法实际也是阳病在阴、从阴引阳原则在针刺上的具体应用。

东垣先生认为清浊之气皆从脾出。脾胃同居中焦，主升清降浊，为脏腑精气升降的枢纽，故在脏腑气化运动中，脾胃功能正常，则清气上升，浊气下降，气化合度而无病；若脾胃内伤，气机升降失常，则百病丛生，即"胃气下溜，五脏气皆乱"。《脾胃论·胃气下溜五脏气皆乱其为病互相出见论》云："气在于心者，取之手少阴心主之输。滋以化源，补以甘温，泻以甘寒……同精导气，使复其本位。"又云："气在于肺者，取之手太阴荥，足少阴输。"又云："气在于肠胃者，取之足太阴、阳明，不下者取之三里。"还云："因足太阴虚者，于募穴中导引之于血中……胃虚而致太阴无所禀者，于足阳明胃之募穴中引导之。"如治疗气逆证霍乱，针刺足三里，则"气下乃止"。

由此可知，东垣先生常用足三里配伍胃募中脘、脾募章门治疗胃气下溜而致脾气下陷所引起的疾病，因为募合同用可以直接引导脾胃之气回归脏腑，调节胃肠功能，达到同精导气，使清浊营卫各复其本位，平调气乱的目的。

东垣先生重视胃气的升发，只有脾气升发，元气才能充沛，阴火也才能潜藏；若脾胃之气下流，致元气匮乏，阴火上冲而引起各种病证。因此，东垣先生在治疗时制定了"导气同精法"，即"升阳气，泻阴火"。他在《脾胃论·胃气下溜五脏气皆乱其为病互相出见论》云："气在于头，取之天柱、大杼；不知，取足太阳荥、输。先取天柱、大杼，不补不泻，以导气而已。取足太阳膀胱经中，不补不泻，深取通谷、束骨。丁心火，己脾土，穴中以导引去之。"又云："气在于臂足，取之先去血脉，后取其阳明、少阳之荥、输。"取血荥输穴的原因在于"视其足、臂之血络尽取之，后治其痿、厥，皆不补不泻，从阴深取引而上之。上之者，出也去也，皆阴火有余，阳气不足，伏匿于地中者。血，营也，当从阴引阳，先于地中升举阳气，次泻阴火，乃导气同精之法。"根据阴阳五行理论，阳经的荥穴、输穴为五行中的水、木，其以水养纳阴火，以木升达正阳，共奏补益脾胃之气，从而导气同精。李东垣这一方法阴阳同生，以一经引发多经，通过经脉穴位的内在调节，可以治疗不同的痿证。如心肝变生的痿证，可以重在补木生阳；而肺肾变生的痿证，可以重在补水纳阴；脾变生的"肉痿"，则可阴阳同补。"同精导气法"与"导气同精法"均体现了东垣先生重视脾胃的思想，旨在强调补益脾胃，强后天之本而平衡五脏，引导脏腑精气升降如常，使机体阴阳平衡。就针刺深度而言，二者均强调深刺，即通过深刺以达到"出谷气"，完成补脾胃平阴阳的目的。

李东垣的学术思想来源于《内经》，但又不局限于《内经》。他在针灸治疗方面强调补益脾胃助元气，使用刺络放血治疗多种疾病，提出"背俞治外感，腹募治内伤"以及"同精导气法"与"导气同精法"等独特的学术特点，这是他在针灸学术方面的一个重要贡献，《针灸聚英》《针灸大成》称其为"东垣针法"。

第二节　临床举隅

李东垣为金元四大家之一，其学术思想流传至今，对于指导现代临床具有十分重要的作用。其补益中焦脾胃、"阴火"学说、"甘温除热"及"升阳除湿"等重要思想和治疗大法至今仍是指导临床的重要思想，其代表方剂"补中益气汤"仍是学术探讨和研究的重点。本节以李东垣临床医案治验举例，分析其主要治病思想和治病大法，以期对临床治疗提供参考。

案一　麻木治验

李正臣夫人病，诊得六脉俱中得，弦洪缓相合，按之无力，弦在上，是风热下陷入阴中，阳道不行。其症闭目则浑身麻木，昼减而夜甚，觉而开目，则麻木渐退，久则绝止，常开其目，此症不作，惧其麻木，不敢合眼，致不得眠，身体皆重，时有痰嗽，觉胸中常似有痰而不利，时烦躁，气短促而喘，肌肤充盛，饮食不减，大小便如常……麻木为风，三尺之童，皆以为然，细较之则有区别耳。久坐而起，亦有麻木，身如绳缚之久，释之觉麻作而不敢动，良久则自已。以此验之，非有风邪，乃气不行。主治之当补其肺中之气，则麻木自去矣。如经脉中阴火乘其阳分，火动于中为麻木也，当兼去其阴火则愈矣。时痰嗽者，秋凉在外在上而作也，当以温剂实其皮毛。身重脉缓者，湿气伏匿而作也。时见躁作，当升阳助气益血，微泻阴火与湿，通行经脉，调其阴阳则已矣。非五脏六腑之本有邪也，此药（补气升阳和中汤）主之。生甘草（去肾热）、酒黄柏（泻火除湿）、白茯苓（除湿导火）、泽泻（除湿导火）、升麻（升阳助经）、柴胡，以上各一钱，苍术（除湿补中）、草豆蔻仁（益阳退外寒），以上各一钱五分，橘皮、当归身、白术，以上各二钱，白芍药、人参，以上各三钱，佛耳草、炙甘草，以上各四钱，黄芪五钱。上㕮咀，每服五钱，水二盏，煎至一盏，去渣，食远服之。（《兰室秘藏》）

按语：补气升阳和中汤是东垣治疗麻木的代表性方剂。方中以补中益气汤为主，集中体现补气、升阳的用药思想。肺外合皮毛，脾主四肢肌肉，肺脾气虚则气血不行，麻木由生。脾胃中气虚弱，则致清阳不升，阳气不得周行全身，附于阴分，发为阴火。脾主运化，脾气虚弱，水湿运化无权，内伏中焦，化为湿邪，因而症见身重，如上贮于肺则发为痰嗽。因此治以补气升阳大法。其中补气当以肺脾为主，方以黄芪、人参、白术、炙甘草补脾益肺。肺气得补，气行血通，麻木自去，又可实其皮毛以御秋凉外邪所致痰嗽；脾气得补，清阳得升，又遣以佛耳草、草豆蔻、苍术、陈皮、茯苓、泽泻祛湿祛痰，水湿得以运化，又寓"培土生金"之意，故而身重自去，痰嗽自除。其复用升麻、柴胡奏升阳之功。升阳有二：一者升举阳气，阳气得升，阴火乃去，麻木则愈；二者为东垣所创之升阳除湿大法，脾阳得升，脾气得健，一可绝水湿生成之源，二可使卫阳布散，使湿邪以鬼门而出，有标本兼治之效。白芍、当归敛阴养血活血，用以血载气行。佐以生甘草、酒黄柏泻阴火以遏躁作之势。全方标本兼治，肺脾同补，升降相应。

案二　调理脾胃治验

戊申六月初，枢判白文举年六十二岁，素有脾胃虚损病，目疾时作，身面目睛俱黄，小便或黄或白，大便不调，饮食减少，气短上气，怠惰嗜卧，四肢不收。至六月中，目疾复作，医以泻肝散下数行，而前疾增剧。予谓：大黄、牵牛虽除湿热，而不能走经络，下咽不入肝经，先入胃中，大黄苦寒，重虚其胃，牵牛其味至辛，能泻气，重虚肺本，嗽大作。盖标实不去，本虚愈甚。加之适当暑雨之际，素有黄症之人，所以增剧也。此当于脾胃肺之本脏，泻外经中之湿热，制清神益气汤主之而愈。

清神益气汤：茯苓、升麻，以上各二分，泽泻、苍术、防风，以上各三分，生姜五分，青皮一分，橘皮、生甘草、白芍药、白术，以上各二分，人参七分，黄柏一分，麦冬二分，五味子三分。（《脾胃论》）

按语：本案为脾胃虚损兼有目疾，治疗重点在于补益脾胃，脾胃健运，元气旺盛，清阳上升则目疾面黄等症自退，用以体现肝病治脾的重要思想。本案患者平素脾胃虚弱，症见食少纳呆、短气倦卧懒言、大便不调、四肢不收等，皆为脾胃虚弱而气虚所致，又见肝经湿热之象，身目俱黄，目疾时作。其治疗以补益脾胃，运脾化湿，升阳除湿为治疗思想。方中以白术、人参、甘草补益脾胃而固其根本，脾胃健运以绝水湿生成之源；遣升麻、防风、生姜以升阳助风以胜湿，且外行于经络；配茯苓、泽泻以下渗湿热；佐苍术以清湿热，愈以标本兼治之意。青皮、陈皮利肝脾之气，生脉散急救津液，白芍敛耗散之阴。故而脾胃得固，津液得敛，水湿得化，肝经湿热得除，肝脾之气得理，则脾胃健运，身黄自去，目疾自瘥。

案三　哮喘治验

东阳一羽士，年五十余，素有喘病，九月间得发热恶寒证，喘甚，脉洪盛而似实。一医作伤寒治，而用小柴胡汤加枳壳、陈皮等药，六日后欲行大承气。一医曰：不可，当作伤食治，宜用枳实导滞丸。争不决，召予视之。二医皆曰：脉实气盛，当泻。予为诊后，晓之曰：此火盛之脉，非真实也。观其气短不足以息，当作虚治。乃用补中益气汤加麦门冬、五味子，入附子三分，煎服。二帖脉收敛，四帖而病轻减，六帖病瘥安。（《医学正传》）

按语：本案患者素有喘证，而喘证首当明辨虚实，明代张介宾《景岳全书·喘促》云："实喘者，气长而有余；虚喘者，气短而不续。"本案患者气短不足以息，是为虚证，而喘证病位在肺，日久必责之于脾，故而肺脾气虚。肺气虚损，卫表不固，则见发热恶寒之表证。李东垣有云："脾胃一虚，肺气先绝。"故治疗当补益中气，以寓"培土生金"之义，脾气足，肺气复，喘证自愈，表证自除，以达标本兼治之效。其用药遣以补中益气汤加麦冬、五味子、附子。补中益气汤以人参、炙甘草、白术、黄芪四药为补气之基本。白术善补中气，黄芪入经脾肺，有益气固表之功，升麻、柴胡升阳举陷，疏表退热，陈皮理气行气，当归生血生气，血载气行；佐以麦冬、五味子合生脉汤之意，行益气生津之效；入附子以温阳平喘。于是，中气得补，肺气得复，卫表得固，气血得生，诸症乃除。

案四　内伤杂病治验

劳倦而招风湿，右脉濡小，左脉浮弦，舌苔薄白，溺赤便溏，肢体困楚，神倦嗜卧，少纳口干，升阳益胃汤。参、术、芪、草、夏、陈、苓、泽、羌、独、防、柴、连、芍、姜、枣加川朴、青皮。（《柳选四家医案》）

按语：本病乃脾胃气虚而感风湿之表现。脉象濡小、舌苔薄白、大便溏薄、肢体困楚等是为风湿之困，而神倦嗜卧、纳少口干是为脾胃气虚之象，故治以补益脾胃、升阳除湿之法，方用升阳益胃汤以行其效。升阳益胃汤取补中益气之义，遣人参、黄芪、白术、甘草以补益中焦脾胃：一者补益中气，气虚兼内热之象可除；二者运化水湿，佐以柴胡、黄芪取升阳除湿之义；再配以茯苓、泽泻、羌活、独活、防风以解风湿之困。黄连用以清热燥湿；又以厚朴、青皮理气行气，补益而不壅滞。如此则风湿皆去，湿证可除，脾胃得健。

第三节　学术发微

关于李东垣的针灸学术思想已见医家传略之中，但是其对于中医的研究不限于此。这里所阐述的内容是李东垣先生除针灸学术观点之外的学术理论，以期全面反映其学术思想及其现代人的临床应用，最后结合笔者的个人体会，撰写心得心悟，以典型医案和按语结合的形式分享学术体会和临证经验。

一、学术理论

李东垣师从易水派宗师张元素先生，在张氏脏腑议病观点的启发下，对脾胃的生理功能和病理变化有颇为深刻的论述，由此而确立脾胃内伤学说，成为金元时期四大学派中最有实力和影响的学派，后世称其为"补土派"。他在临床上的贡献，则有"外感宗仲景，内伤法东垣"之说，他所倡导的"内伤脾胃，百病由生"等学术思想在中医学发展史上占有重要的地位。

（一）脾胃为元气之源

东垣先生认为脾胃为滋养元气之源，他在《脾胃论·脾胃虚则九窍不通论》中曰："真气又名元气，乃先身生之精气也，非胃气不能滋之。"《内外伤辨惑论·辨阴证》又谓："夫元气、谷气、营气、清气、卫气、上升之气，此数者，皆饮食入胃，谷气上行，胃气之异名，其实一也。"由此可见，元气来源有二，一是先天精气，一是后天胃气的滋养，并且胃气能够化为人身诸气。水谷入胃，变化精微，行于经入于脉，水津四布，五精并行，就表现为营气、卫气、清气、阳气等。因此，脾胃的盛衰直接决定元气的盛衰，如果脾胃有病，则必致气血俱弱。《兰室秘藏·升阳除湿汤》曰："脾胃为血气阴阳之根蒂也。"因此，平时养生或治疗疾病时，必须注意固护脾胃。

（二）脾胃为升降枢纽

东垣先生认为，自然界的一切事物是不断运动变化着的，升降浮沉为其主要运动形式。一年四季之中只有长夏土气居于中央，为四时变化升降的枢纽。而脾胃属中土，土气旺于四时，在升降浮沉和万物的生长收藏过程中，居于非常重要的地位。对应脏腑而言，脾胃属土，为脏腑精气升降之枢纽。《脾胃论·天地阴阳生杀之理在升降浮沉之间论》说："盖胃为水谷之海，饮食入胃，而精气先输脾归肺，上行春夏之令，以滋养周身，乃清气为天者也；升已而下输膀胱，行秋冬之令，为传化糟粕，转味而出，乃浊阴为地者也。"《脾胃论·阴阳寿天论》又说："地气者，人之脾胃也。脾主五脏之气，肾主五脏之精，皆上奉于天，二者俱主生化，以奉升浮，是知春生夏长，皆从胃中出也。"其充分说明脾胃不仅将水谷之精气灌溉四脏，还推动脏腑精气循环化生。不仅如此，东垣先生还重视胆气的升发作用。如《兰室秘藏·脾肾虚损论》曰："人之饮食入胃，营气上升，即少阳甲胆之气也。"《脾胃论·脾胃虚实传变论》云："胆者，少阳春升之气，春气升则万物化安，故胆气春升，则余脏从之。"说明胆气的升发影响胃气的升发。总之，东垣先生认为胃气的升发主导脏腑精气升降，是元气充盛的必要条件。由此可见，元气是人体健康之本，而脾胃是滋养元气之源，为后天之本。

（三）内伤脾胃，百病由生

东垣先生在《脾胃论·脾胃虚实传变论》中说："脾胃之气既伤，而元气亦不能充，而诸病之所由生也。"脾胃为滋养元气的本源，脾胃损伤必然导致元气不充而产生各种病变，这是其"内伤脾胃，百病由生"学说的基本观点。《脾胃论·天地阴阳生杀之理在升降浮沉之间论》曰："或下泄而久不能升，是有秋冬而无春夏，乃生长之用陷于殒杀之气，而百病皆起；或久升而不降，亦病焉。"升浮失常影响正常的沉降，以致"清气不升，浊气不降，清浊相干，乱于胸中，使周身气血逆行而乱"，产生种种病变。可见脾胃内伤致病，是由于人体升降浮沉的气化活动失常所致。东垣先生明确阐述了其致病原因，如《脾胃论·脾胃胜衰论》记载："饮食不节则胃病……胃病则脾无所禀受，故亦从而病焉。""形体劳役则脾病……脾既病，则其胃不能独行津液，故亦从而病焉。"《脾胃论·脾胃虚实传变论》记载："因喜怒忧恐，损耗元气……此所以病也。"以上论述概括了饮食失节、劳役过度、七情所伤是造成脾胃虚弱的原因，并指出其发病机制。《脾胃论·阴病治阳阳病治阴》"皆先由喜、怒、悲、忧、恐，为五贼所伤，而后胃气不行，劳役饮食不节继之，则元气乃伤"，则说明此三方面因素互相影响，共同致病。综上可知，脾胃内伤，元气不足的发病情况颇为复杂，但其根本是脾胃虚弱，阳气不升。脾胃内伤，必然破坏脏腑之间的制约平衡，故李氏指出"胃虚则脏腑经络皆无所受气而俱病"，"脾胃虚则九窍不通"。只有脾胃健运，元气充沛，阴阳协调，升降相因，人体可得康宁。

二、李杲学术思想在针灸领域的现代应用

"东垣针法"是李东垣在遵循《内经》《难经》经旨的基础上，结合临床实践所创

立的一种具有独特理论体系的针法。补脾胃、升阳气、泻阴火，是"东垣针法"的主要指导思想。"东垣针法"既运用了经络、脏腑、寒热、虚实等辨证，也涉及病因、病性辨证；在取穴方面，既有局部取穴，也有循经取穴。现代医家在深入理解"东垣针法"后，应用"东垣针法"治疗多种疾病，如脑卒中后抑郁、失眠、痹证、痛经、多囊卵巢综合征（PCOS）等疾病均取得了满意的疗效。

（一）《脾胃论》重视脾胃思想对后世的影响

贾春生教授在东垣重视脾胃理论的基础上，结合"肾为先天之本，脾为后天之本"的重要理论认识，指出脾肾是人立身之本，人之为病，必有根本不足，故治疗疾病必须重视人之根本，临证注重固护本元、调理脾土。其临床常选用中脘、天枢、关元、气海诸穴，以培补先天元气，调理后天中气，达到脾肾同调、补土培元的目的，在临床上治疗郁证、胁痛、痹证、腹痛均取得了良好的效果。蔡三金等根据《脾胃论·阴病治阳阳病治阴》"皆先由喜、怒、悲、忧、恐，为五贼所伤，而后胃气不行，劳役饮食不节继之，则元气乃伤。当从胃合三里穴中推而扬之，以伸元气"，临床深受启发，临床治疗胃、肠痉挛等疾病注重足三里的使用。针刺时先用左手拇指尖用力按压足三里穴，然后右手持针，一般用26或27号2寸长不锈钢针，针尖逆经向上斜刺1.5寸左右，以提插捻转手法得气后，使气至病所，以针感上行越膝过髀至腹部为佳。蔡三金等秉承东垣之"善治阳者于阴中求阳"，临床独取膀胱募穴中极治疗小儿遗尿症；灸气海穴培补元气，用于治疗月经病、带下病等证属脾虚寒湿者；补昆仑穴用于治疗因脾胃虚弱之痞满、泄泻等症。

（二）《脾胃论》益气升阳法的应用

慢性病一般病程较长，往往出现脾胃虚弱的现象，《脾胃论》云"有胃气则生，无胃气则死"，而益气升阳法是《脾胃论》的治疗法则之一，临床治疗月经不调、头痛、失眠等，常选用中脘、脾俞、足三里，以健脾和胃、升举清阳，尤其对于慢性病患者常获良效。张永臣教授认为乳腺癌术后，患者以虚为主，在气血亏虚的基础上，阴津亏虚更加明显，肝郁气滞，毒热郁结，冲任失调。张教授在李东垣脾胃思想的指导下，以"东垣针法"治疗乳腺癌术后患者，以调脾胃为主选穴组方（足三里、太溪、神门、脾俞、胃俞、肾俞、太冲、章门、中脘、关元、百会），取得了显著的效果。另外张教授将东垣针法用于诸多内科病调护中，逐步形成特色选穴组方，进一步丰富了此类疾病的治法。

综上所述，李杲重视脾胃的学术思想对后世影响深远，其代表方剂"补中益气汤"几乎被每一个中医人所熟知并广泛运用，然而东垣针法的思想内容并没有受到后世医家足够的传承与发展，运用"东垣针法"治疗疾病的临床研究相对较少，因此，我们应深入研究"东垣针法"，探索其治病的机制和优势病种，形成标准规范的特色针法，实现李东垣针灸学术思想的传承创新。

三、心得心悟

典型验案一　面瘫（周围性面神经麻痹）

患者，女，43 岁，2018 年 5 月 20 日初诊。

发病节气：立夏。

主诉：右口眼歪斜 3 个月。

现病史：患者于 3 个月前受凉后出现右侧口眼歪斜、闭目不能、鼓腮漏气，就诊于当地诊所，诊为"面瘫病"，予贴膏药治疗 2 周，无明显效果，后于另一当地诊所针灸并配合西药治疗，具体用药不详，间断治疗近 2 个月，右侧口角歪斜减轻，右侧眼睛仍不能闭合，右皱眉蹙额不能，为求进一步诊治来我院。现症：右侧口眼歪斜、流涎，右眼不能完全闭合，皱眉无力，蹙额不能。既往史：糖尿病史 5 年，平素血糖控制程度不详；曾有 2 次剖宫产手术史。查体：患者右侧额纹变浅，右眼睑闭合不全，口角向左歪斜，右鼻唇沟变浅，舌质紫暗，苔白，脉弦细。

西医诊断：周围性面神经麻痹。

中医诊断：面瘫，气滞血瘀证。

治则：理气活血，调督和胃。

针刺处方：中脘、天枢（双）、百会、神庭、大椎、阳白（右）、攒竹（右）、承泣（右）、四白（右）、颧髎（右）、地仓（右）、颊车（右）、迎香（右）、足三里（双）、合谷（双）、太冲（双）、肝俞（双）、脾俞（双）。温和灸：于阳白、颊车、翳风等处温和灸，每次取 2 穴，交替取穴，每穴 3~5 分钟。拔罐：取阳白（患侧）、颧髎（患侧）、颊车（患侧）、翳风（患侧）穴刺络拔罐，每次 1~2 穴，交替取穴。操作：先针中脘、天枢，次针百会、神庭等，然后针面部局部穴位，之后针四肢穴位，留针 30 分钟，起针后针大椎、肝俞、脾俞，不留针。针后给予温和灸，最后刺络拔罐。针刺和灸法每周 5 次，2 周后改为每周 3 次，刺络拔罐每周 2 次。

治疗 4 周后，患者症状明显减轻，额纹接近对称，患侧眼睑能闭合，运动时口角略向左偏，兼症消失。又依前法巩固治疗 4 周，共治疗 8 周，患者病情显著好转，停止治疗。

按语：此例患者属顽固性面瘫，患者有基础病，早期治疗不规范是导致其病情迁延难愈的原因之一。受李东垣重视补脾胃助元气的学术思想启发，笔者研究团队在继承燕赵高氏学术思想重视督脉的基础上，采用调督和胃针法，从阳明论治周围性面瘫，取得了显著的临床效果。调督和胃针法，以中焦穴位激发全身阳明经气，面部穴位祛除阳明之邪，四肢远端穴位进一步疏调阳明经气，合谷、太冲开四关、理气活血，督脉穴激发一身阳气，背俞穴疏肝健脾。但本例病程3个月，久病多虚多瘀，故临床给予温和灸法以助祛风散寒、温通经脉，同时刺络拔罐改善局部微循环，祛瘀生新，进一步促通经脉，故而采用从阳明论治的综合疗法而获效。

典型验案二 遗尿（原发性遗尿症）

患儿，男，7岁，2018年4月21日初诊。

发病节气：谷雨。

主诉：遗尿1年，加重3周。

现病史：患儿于1年前无明显诱因出现遗尿，每周夜间睡觉出现2~3次，父母没有重视，未进行诊治。3周前，患儿遗尿症状加重，平均夜间遗尿2~3次，遂来我院门诊就诊。现症：夜间遗尿2~3次，日间尿频而量多，面色少华，神疲乏力，食欲不振，大便溏薄，自汗出，易感冒，舌质红，苔薄白，脉沉无力。查体：腹平软，无压痛，反射痛及肌紧张。双肾区无叩击痛。腹壁反射、膝腱反射正常。巴宾斯基征（-），脑膜刺激征（-）。脊柱无畸形，脊柱X线检查未发现脊柱裂。泌尿系统X线造影未见其结构异常。

西医诊断：原发性遗尿症。

中医诊断：遗尿，肺脾气虚证。

治则：补肺健脾，升阳固涩。

针刺处方：百会、中脘、气海、关元、中极、足三里、三阴交、肺俞、脾俞、膀胱俞。操作方法：患儿仰卧，常规消毒，百会平刺0.5寸；中脘、气海、关元、中极、足三里、三阴交直刺1寸，施以平补平泻手法，得气后留针20分钟，起针后针背俞穴，不留针。每日1次，每周5次，10次为1个疗程。叮嘱父母治疗期间应培养患儿按时排尿的习惯，夜间定时叫醒患儿起床排尿，同时加强对遗尿患儿的关心，避免施加精神刺激；患儿白天不宜贪玩，防止过度疲劳，睡前不宜饮水过多。

治疗3次后患儿遗尿症状明显减轻；连续针刺10次，患儿痊愈。

按语：本例患儿为平素体质虚弱，反复感受外邪使脾肺受损，土不生金，肺脾气虚，统摄无权，膀胱失约而致遗尿。其临床表现属肺脾气虚之证，故治以补肺健脾、升阳固涩。百会属督脉，又是三阳五会，总督一身之阳，其脉上达于脑，下连足太阳膀胱经，小儿遗尿常与其神经系统发育不完善有关，故取百会能达到调整督脉、醒脑开窍、升举收摄之效。中脘、脾俞、足三里可健脾和胃，升举清阳，关元、气海可培补元气，益肾固精。取膀胱募穴中极和膀胱俞，属俞募配穴，用以补益膀胱之气，振奋膀胱的机能。三阴交为三阴经交会穴，取之能调补脾气，增强膀胱的约束力。再根据不同临床表现，伍以适当的配穴，数穴共用，共奏补肺健脾、升阳固涩之功，则遗尿可止，其病自愈。

典型验案三　哮证（支气管哮喘）

患者，女，46 岁，2018 年 10 月 2 日初诊。

发病节气：白露。

主诉：喘促、喉间哮鸣音、咳嗽、咯痰 9 天。

现病史：患者体质素虚，有哮喘病史 10 余年，于 9 天前无明显诱因发生喘促、咳嗽、咯痰，未治疗，病情无好转，伴食欲减退，故今日来诊。现症：喘促，咳嗽，咯白色痰量多，纳少，神疲乏力，大便不成形，舌淡，苔白腻，脉滑。查体：神清，精神差，血压 120/80mmHg，双肺可闻及哮鸣音，心率 70 次/分，律齐，双下肢无水肿。

西医诊断：支气管哮喘。

中医诊断：哮证，脾胃虚弱、痰湿蕴肺证。

治则：健脾和胃，祛痰平喘。

针刺处方：肺俞（双）、膏肓（双）、太渊（双）、中脘、足三里（双）、阴陵泉（双）、丰隆（双）。阴陵泉、丰隆行泻法，足三里行补法，其余穴位行平补平泻法，得气后留针 25 分钟，每周 5 次。

治疗 5 次后，患者症状开始好转，喘促症状减轻，咳嗽频率降低；继予治疗，6 周后患者哮喘完全缓解，无呼吸困难，肺部哮鸣音消失；随访半年未复发。

按语：哮证的发病多因宿痰内伏于肺，复加外邪侵袭、饮食不当、情志刺激、体虚劳倦等导致痰壅气道，肺气上逆。肺属金，脾属土，脾土能生肺金，脾为肺之母，肺为脾之子。当脾胃虚弱时，脾土不能生养肺金，就会导致肺气不足，皮毛不固，容易感受外邪入侵。从气血方面来看，肺主呼吸之气，又主一身之气，而脾胃为气血生化的源泉。肺主一身之气是以脾胃为气血生化之源为前提的，故临床用培土生金之法，可使脾健痰消，哮喘的宿根得以消散，发作次数减少。肺俞、膏肓、太渊补益肺气，中脘、足三里健脾和胃，阴陵泉、丰隆除湿化痰，诸穴合用，健脾和胃、祛痰平喘，从而达到治愈哮喘的效果。

典型验案四　泄泻（肠功能紊乱）

患者，男，28 岁，2014 年 5 月 12 日初诊。

主诉：腹泻 1 个月，加重 5 天。

现病史：患者形体偏瘦，1 个月前食凉后出现腹泻，曾自服多种止泻药物（具体不详），效果不佳。现症：腹泻，大便每日 3~4 次，质黏腻，时而溏稀不成形，脘腹胀满，无明显腹痛，四肢沉困，神疲乏力，少气懒言，食少，纳呆，寐可，小便调。既往体健，患者平素脾胃虚弱，稍进油腻、寒凉食物则大便易多，稍食进补之物易口舌生疮。查体：神清，精神差，腹平软，肝脾肋下未触及，左下腹轻度压痛，舌质淡红，苔白腻，脉濡细。

西医诊断：肠功能紊乱。

中医诊断：泄泻，脾虚湿盛证。

治则：健脾除湿止泻。

针刺处方：中脘、天枢、上巨虚、足三里、脾俞、胃俞、肾俞、大肠俞。操作方法：患者仰卧位取中脘、天枢、上巨虚、足三里，直刺 1~1.5 寸，施以平补平泻法，得气后留针 20 分钟；起针后患者俯卧位针脾俞、胃俞、肾俞、大肠俞，直刺 0.5~0.8 寸，不留针。每日 1 次，每周 5 次，10 次为 1 个疗程。

1 个疗程后患者症状全无，随访 1 个月未复发。

按语：李东垣云："内伤脾胃，百病由生。"该患者体质素虚，加之受凉饮冷，损伤脾胃，故出现一系列临床症状。脾为己土，主运化水谷精微，其性主升，喜燥恶湿。脾虚运化失常，不能分清泌浊，致腹泻，脘腹胀满，食欲不振，纳呆。脾虚土不制水，则大便黏腻，时而溏稀不成形。因而脾虚泄泻的病机为脾虚湿盛，病位在大肠，选取中脘、天枢、上巨虚、足三里、脾俞、胃俞、肾俞、大肠俞以健脾益胃、温肾止泻。《难经·六十七难》曰"阴病行阳……俞在阳"，《素问·阴阳应象大论》云"阴病治阳"等，故选用脾俞、胃俞与肾俞培火补土，加胃募中脘，俞募配穴，进一步健运脾胃；因其病位在大肠，故选取大肠的背俞穴、募穴以及下合穴——大肠俞、天枢、上巨虚，以调节肠腑，恢复传导功能。诸穴合用，达到健脾除湿止泻的目的。

典型验案五 痛经（原发性痛经）

患者，女，29 岁，2018 年 6 月 19 日初诊。

主诉：经行腹痛 2 年余，加重 4 个月。

现病史：患者 2 年前经行腹痛，曾行腹部彩超显示无妇科器质性病变，平日间断服用中草药，无明显效果。患者平素喜冷饮，经期也不忌食生冷。4 个月前患者经行腹痛症状加重，有血块，伴腹胀，影响日常活动，严重时需卧床，未系统治疗。现症：面色苍白，形寒肢冷，下腹坠痛，经行疼痛为甚，经量稍多，色鲜红，伴血块，痛经明显（第 1、2 天为最甚），得热痛缓，伴腰酸，神疲乏力。末次月经 2018 年 5 月 23 日。既往 1 次人流手术史。查体：神清，精神差，腹平软，肝脾肋下未触及，腹部无压痛，苔白，质暗淡，脉沉细。

西医诊断：原发性痛经。

中医诊断：痛经，脾肾阳虚、寒凝血瘀证。

治则：温阳健脾，散寒止痛。

针刺处方：中脘、天枢、关元、归来、足三里、地机、三阴交。先针刺腹部穴位，再针下肢穴位，常规针刺用平补平泻法，得气后留针 20 分钟。患者经期于第 28 天开始

燕赵古代医家
针灸学术思想集萃

针刺，连续针刺 3 天为 1 个疗程。

第 1 个疗程结束后，患者经期疼痛明显减轻，随又连续治疗 3 个疗程，症状消失，随访半年未复发。

按语：患者平素嗜食生冷之品，寒客血室，血行不畅，痹阻胞脉，不通则痛，加之日久损伤脾阳，故治以温阳健脾、散寒止痛。中脘穴为任脉穴、胃之募、腑之会，是脾胃的生化输布枢纽，天枢为大肠募穴，足三里为胃经下合穴，故取中脘、天枢、足三里补益脾胃，益气血生化之源；三阴交是足三阴经的交会穴，具有健脾和胃、疏肝益肾、调经血的功能，地机穴是足太阴脾经的郄穴，二者配伍调气行血活血，使经脉气血调和，脉道畅通，可减轻甚至消除疼痛。诸穴合用，健脾和胃、调补任脉从而治疗痛经。

小结

综上，我们在传承燕赵高氏学术思想之重视督脉的基础上，秉承李东垣重视脾胃的思想，创立了调督和胃等系列针法，在临床治疗时非常重视调理中焦脾胃，时刻不忘记固护脾胃，并不断扩展其应用范围，临床上取得了良好的效果。今后应注重对东垣灸法以及东垣泻血疗法的研究与应用，扩展针灸优势病种，实现传承与创新。

参 考 文 献

[1] 严世芸. 中医各家学说 [M]. 北京：中国中医药出版社，2017：97-98.
[2] 魏稼. 各家针灸学说 [M]. 北京：中国中医药出版社，2007：89.
[3] 袁宜勤. 东垣补脾针灸穴法探析 [J]. 针灸临床杂志，1996，12 (4)：8-9.
[4] 陈冰倩，王莑，刘永尚. 李东垣刺络泻血法探析 [J]. 中医药学报，2019，47 (3)：111-113.
[5] 李晓泓. 论刺络补虚 [J]. 北京中医药大学学报，1999，22 (1)：73-74.
[6] 王锐，吴富东. 略论东垣针法的特点 [J]. 山东中医杂志，1997，16 (2)：3-4.
[7] 张永臣，贾红玲，韩涛，等. 金元医家李东垣及其"东垣针法" [J]. 山东中医药大学学报，2016，40 (3)：269-272，275.
[8] 齐玲玲. "导气同精"与"同精导气"——李东垣针法探析 [J]. 中国医药学报，1994，9 (4)：15-17.
[9] 陈梓越，李奕诗，蓝海. 李东垣"阴火"理论探析 [J]. 中华中医药杂志，2017，32 (6)：2389-2391.
[10] 贾云芳，侯仙明，张选平，等. 东垣针灸法补遗及临床应用举隅 [J]. 中国针灸，2016，36 (2)：212-216.

［11］蔡三金，杨松柏 . 李东垣针灸补脾法应用举隅［J］. 中医药学刊，2001，19（4）：389-390.

［12］郭森，李昳薇，张铸奇，等 . 东垣针法在乳腺癌术后调护中的应用［J］. 山东中医杂志，2018（11）：949-951.

［13］王志栋，谢素春，王艳君，等 . 李东垣重视脾胃对燕赵高氏调和脾胃针法的影响［J］. 现代中西医结合杂志，2015，24（33）：3736-3738，3743.

［14］李东垣 . 兰室秘藏［M］. 北京：人民卫生出版社，2005.

［15］李东垣 . 脾胃论［M］. 北京：人民卫生出版社，2005.

［16］虞抟 . 医学正传［M］. 北京：中医古籍出版社，2002.

［17］柳宝诒 . 柳选四家医案［M］. 第3版 . 北京：中国中医药出版社，2008.

第六章　窦　默

第一节　医家传略与针灸学术思想

一、窦默传略

窦默（约 1196—1280 年），字汉卿，初名杰，字子声，金末元初人，其祖籍广平肥乡（今河北省邯郸市肥乡县），金元时期著名针灸家。其死后曾被元世祖封为太师谥文贞，故后人称其为窦太师，或窦文贞公。窦氏从名医王翁、李浩学针灸之术，之后他的针灸经验传于王镜泽（一为"潭"）。其著述主要有《针经指南》，另有《铜人针经密语》（今已散佚）等书。

《针经指南》载有"针经标幽赋""流注通玄指要赋""真言补泻手法"等针法精粹。窦汉卿在针灸学术上倡导针法，对毫针刺法研究颇深，在《针经指南》中对毫针的进针、得气与治神、晕针的原因与预防、毫针的手法、补泻手法等诸多问题进行了详细论述，对后世医家影响很大。另外他还对八脉交会穴的应用推崇备至，在其基础上，后世结合九宫八卦学说，演变为灵龟八法和飞腾八法。

二、针灸学术思想

窦汉卿不仅医术精湛，医德高尚，哲学理论扎实，而且文学功底深厚，在对针灸医学的认识和实践方面有真知灼见，对我国针灸学的发展起到了承上启下的重要作用。其主要著作被后人收录整理成针灸专著《针经指南》，其中"针经标幽赋"和"流注通玄指要赋"对后世影响巨大。《针经指南》中的内容被后世针灸家争相转录，其理论也广为后世针灸医家所传播应用。窦汉卿推崇针法、非常重视针刺手法和补泻方法，他所提出的针刺十四法开诸多针灸手法学之先河。他所创造的"补冷泻热"之法是后世烧山火和透天凉手法的基础。他善于使用特定穴，尤其是对八脉交会穴的使用，不但为后世提供了一套特殊的用穴思路，而且为后来的灵龟八法和飞腾八法的出现打下了基础。窦汉卿在针刺操作时重视取穴的准确性，重视得气与治神；讲究天人相应，提倡按时开穴。由于这些针灸技法的临床实用性很强，因此被后世医家广泛重视和传播，直到现在还广泛应用于针灸临床当中。纵观窦汉卿的针灸理论特点，其主要体现在以下几个方面。

（一）治病推崇针法

在金元以前，我国的针灸治疗主要是以灸法为主，尽管《内经》中的《异法方宜论》分别介绍了砭石、灸焫、药毒、九针、导引按跷的来源与适应证，但在实际的医疗活动中，直到金元以前，治疗疾病都是以方药和灸法为主导，这一点可以从历代的医学书籍中得到证实。而现在针灸治疗是针法占主导地位，尤其是毫针疗法在针灸治疗中是最主要的方法。这种转变始于金元时期，完成于明清。这种发展变化与窦汉卿针灸理念的影响是分不开的。

在针灸方面，窦汉卿作为金元时期著名的针灸家，大力提倡针法，这与其所处的时代背景是分不开的，可以说是历史发展的必然产物。但由于窦汉卿特殊的政治地位所产生的影响，他成为这一转变的引领者和巨大推动力量。从历史文献来看，窦汉卿不一定不会方药，他学习和使用针灸治病是在其跟随其岳父王翁学习中医之后，而根据《昭文馆大学士正议大夫窦公神道碑》记载"有清流河医者王氏妻以其女，且授公以方脉之术"，推测窦汉卿开始业医是"大方脉"，这一时期是1230年以前。1231年，窦汉卿36岁时遇到山人宋子华，初得《流注八法》（后来遗失）。1232年，窦汉卿37岁时才跟随李浩学习针灸技术，即《元史·列传第四十五·窦默》所载"医者王翁妻以女，使业医。转客蔡州，遇名医李浩，授以铜人针法"。那么为什么后来窦汉卿身体力行大力提倡毫针治病呢？窦汉卿在《针经指南》的"窦汉卿流注指要后序"中做出了解释。该序中有这样一段论述："兼之国乱而隔殊，医物绝商而那得。设方有效，历市无求。不若砭切，立排疾势。"也就是说，当时战乱不断，商业受到很大的冲击，即使有有效的方子，也不一定能买到所需要的药物，所以不如用针治病，既方便又疗效迅速。而窦汉卿从20多岁到50多岁做官以前，多数时间都是在战乱中过着颠沛流离的生活，并在这样的环境中为人治病，因此毫针与草药及艾绒相比，几乎没有消耗，携带也方便，自然是最方便的疗法。并且据窦汉卿所言，其针灸老师李浩"以针道救疾也，除疼痛于目前，愈瘵疾于指下。信所谓伏如横弩，应若发机，万举万全，百发百中者也"，自己通过学习也达到了"疗疾而弗瘳者，万千无一……而后除疼痛迅若手拈，破结聚涣如冰释"，因此才发出了"夫针也者，果神矣哉"的感叹。因此窦汉卿对毫针疗法倍加推崇，并加以研究发扬，认为毫针是最好的治疗方法。其在《流注通玄指要赋》和《针经标幽赋》的开篇即提到"必欲治病，莫如用针。巧运神机之妙，工开圣理之深。外取砭针，能蠲邪而扶正；中含水火，善回阳而倒阴"和"拯救之法，妙用者针"等论述，足见其对针法治病的重视。

而窦汉卿所推崇的针当指毫针，理论如下。其一，窦汉卿阐述了 14 种针刺手法，基本都是毫针手法。其二，窦汉卿阐发的补泻方法，也是针对毫针而言。其三，窦汉卿在《针经标幽赋》中对毫针有一段精彩论述，认为毫针主治作用非常广泛，可以治疗各种疾病，即"观夫九针之法，毫针最微。七星上应，众穴主持。本形金也，有蠲邪扶正之道；短长水也，有决凝开泄之机。定刺象木，或邪或正；口藏比火，进阳补赢。循机扪塞以象土，实应五行而可知。然是三寸六分，包含妙理；虽细桢于毫发，同贯多歧。可平五脏之寒热，能调六腑之虚实"。在该段论述中窦汉卿巧妙地赋予了毫针在五行中的不同归属特点，认为其同时包含木、火、土、金、水的不同属性，加之所刺腧穴的不同归经及进凉补暖的手法，就如同具足了中药的不同性味归经作用一样，为毫针治疗各种疾病提供了理论依据。因此可以看出，窦汉卿认为毫针在九针中是应用最广、功效最全的针具。由于窦汉卿的推崇及其影响力，毫针疗法得到了巨大的发展，到了明代出现了一批著名的针灸家及大量对后世有重要影响的针灸著作。

（二）重视针刺手法的应用

针刺手法是针灸治疗的重要组成部分，并且根据九针的针具特点和治疗病证来看，历代的针刺手法多数是指毫针而言。在窦汉卿以前，由于医家更重视灸法，故而对针刺手法的研究和发展较少，基本还停留在《内经》的手法模式上，相对较为简单。窦汉卿推崇毫针，并且结合其临床实践，将针刺手法在《内经》的基础上进行了大力的发展和改进，归纳出了针刺常用的 14 种手法，奠定了后世手法学的基础，为针刺手法后来的大发展做出了重大贡献。

窦汉卿的《手指补泻》记载："经云：凡补泻，非必呼吸出内，而在乎手指，何谓也？故动、摇、进、退、搓、盘、弹、捻、循、扪、摄、按、爪、切者是也。今略备于后。动：动者，如气不行，将针伸提而已。退：退者，为补泻欲出针时，各先退针一豆许，然后却留针，方可出之，此为退也。搓：搓者，凡令人觉热，向外卧针似搓线之貌，勿转太紧。治寒向里卧针，依前转法，此为搓也。进：进者，凡不得气，男外女内者，及春夏秋冬各有进退之理，此之为进也。盘：盘者，为如针腹部，于穴内轻盘摇而已，为盘之也。摇：摇者，凡泻时，欲出针，必须动摇而出者是也。弹：弹者，凡补时，可用大指甲轻弹针，使气疾行也。如泻，不可用也。捻：捻者，以手捻针也。务要识乎左右也，左为外，右为内，慎记耳。循：循者，凡下针于属部分经络之处，用手上下循之，使气血往来而已是也。经云：推之则行，引之则止。扪：扪者，凡补时，用手扪闭其穴是也。摄：摄者，下针如气涩滞，随经络上，用大指甲上下切其气血，自得通行也。按：按者，以手捻针无得进退，如按切之状是也。爪：爪者，凡下针用手指作力，置针有准也。切：切者，凡欲下针，必先用大指甲左右于穴切之，令气血宣散，然后下针，是不伤荣卫故也。"

该段首先引《难经·七十八难》"补泻之法，非必呼吸出内针也"之意，指出

"凡补泻，非必呼吸出内，而在乎手指"，以此来说明手法得当也可达到补泻的作用。此段也可以说是窦汉卿对自己所述的《真言补泻手法》的补充说明，提出虽然自己的补泻针法中有呼吸吐纳的内容，但是不用呼吸补泻，仅用手法也可以达到补泻的作用，进而突出了针刺手法的重要性。窦汉卿在《素问·离合真邪论》"扪而循之，切而散之，推而按之，弹而努之，爪而下之，通而取之，外引其门，以闭其神"的论述上发挥出14种针刺手法，涵盖了进针、出针、补冷、泻热、催气、行气等针刺手法的各个方面。后世医家的针刺手法及补泻方法基本上都是在这些手法的基础上变化发展而来的。

（三）传承创新针灸补泻方法

补泻方法作为针灸治疗操作的重要组成部分，在《内经》中就早已有详细记载，但在元代以前的各种针灸著作中，把针刺补泻方法作为重点内容进行详细论述的却很难见到。而窦汉卿的著作中对补泻方法进行了详细论述，并在《内经》和《难经》的基础上有所发挥。窦汉卿在其《真言补泻手法》中阐述的补法是"左手掐穴，右手置针于穴上，令病患咳嗽一声，针入透于腠理，令病患吹气一口，随吹针至分寸，待针沉紧时，转针头向病所向，以手循扪，觉气至，却回针头向下，觉针沉紧，令病患吸气一口，随吸出针急闭其穴（谓一手急捻孔是也）。虚羸气弱痒麻者补之"；泻法是"左手掐穴，右手置针于穴上，令病患咳嗽一声，针入于腠理，复令病患吸气一口，随吸气入针至分寸，觉针沉紧，转针头向病所，觉气至病，若觉病退，便转针头向下，以手循扪，觉针沉闷，令病患吹气一口，随吹气一口，徐出其针不闭其穴，命之曰泻。丰肥坚硬疼痛者泻之"。该方法属于呼吸补泻及开阖补泻的复合手法，与《素问·离合真邪论》所记载的补泻方法基本是一致的。窦氏在其基础上进行了细化，并加入了对针刺方向的调整，这样更符合临床实际操作的要求。对于补泻方法的区别应用，窦汉卿也进行了进一步简化和总结，提出了"虚羸气弱痒麻者补之""丰肥坚硬疼痛者泻之"的简便实用的区分之法，为后人正确选择补泻法提供了较为符合临床实际的区分标准。

此外窦氏还在上述补泻方法的基础上创立了"寒热补泻"之法，以用于补冷和泻热，此法根据病情操作后可使患者产生或寒或热的感觉，可以说是烧山火、透天凉等手法的雏形。其寒热补泻的手法是"假令补冷，先令病患咳嗽一声，得入腠理。复令病患吹气一口，随吹下针，至六七分，渐进肾肝之部，停针。徐徐良久复退针一豆许，乃捻针，问病患觉热否？然后针至三四分，及心肺之部，又令病患吸气内针，捻针，使气下行至病所。却外捻针，使气上行，直过所针穴一二寸，乃吸而外捻针出，以手速按其穴，此为补"，泻热的手法是"夫病后热者，治之以寒也何如？须其寒者，先刺入阳之分，后得气推内至阴之分。复令病患地气入而天气出，谨按生成之息数足，其病患自觉清凉矣。夫病恶寒者，治之以热也何如？须其热者，先刺入阴之分，后得气徐引针，至阳之分，复令病患天气入而地气出，亦谨按生成之息数足，其病患自觉知暖矣"，并且要求"冷补之时，使气至病，更用生成之息数，令病患鼻中吸气出，自觉热矣。当热泻之时，使气至病，更用生成之息数，令病患鼻中出气，口中吸气，按所病脏腑之数，自觉清凉矣"。该法是在《内经》中的补泻方法基础上有所发挥而成，即是在呼吸补泻的基础上加入生成数之法，并且把呼吸方法与补泻相结合，补冷采用鼻吸口呼，泻热采用口吸鼻呼，同时配合数术学及道教调息方法。由此也可看出窦氏针灸思想受到理学及道家影响的痕迹，难怪有人考证其可能师从过道教医家。

除以上的补泻方法外，窦汉卿在《针经指南》中提到迎随补泻时还有如下一段记载："经云：东方实而西方虚，泻南方而补北方，何谓也？此实母泻子之法，非只刺一经而已。假令肝木之病实，泻心火之子，补肾水之母，其肝经自得其平矣。五脏皆仿此而行之。"该法与我们现在一般所认为的迎随补泻有所不同，目前一般认为迎随补泻是以针尖所指方向与经脉气血流注方向逆顺而言，逆经脉气血运行方向者为迎为泻，顺经脉气血运行方向者为随为补。当然古人也有把补泻统称为迎随或以迎随借代补泻的习惯。窦氏在《针经指南》中"经云"的内容明显出自《难经》，由此可知《难经》理论也是窦氏针灸理论的重要来源。就该段所言，窦氏所说之迎随补泻应为我们现在通常所说的泻南补北之法。但《难经》原文直解应当是东方木实同时西方金虚，或有盛木反侮弱金之相时，应当泻南方火补北方水。泻火是泻东方木之子，是实则泻其子的方法，同时可以去除金弱火乘之忧。补北方是补水以实西方弱金之子，可防止子盗母气之患。而窦汉卿解释为"假令肝木之病实，泻心火之子，补肾水之母，其肝经自得其平矣。五脏皆仿此而行之"是典型的针灸临床调节经脉的方法，是对"非只刺一经而已"的深入解释，即气虚瘀滞于肝，当对其来源，也就是其母肾水行补法提高压力，在其去处，即其子心火行泻法进一步增大压力差以提高势能，进而转化为动能冲开肝木之瘀塞。但值得注意的是，此处并非按经脉流注，而是按五运之转换。此论也有道家及理学的痕迹。

（四）发扬八脉交会穴

窦氏针灸的一大特点就是对八脉交会穴的应用，窦汉卿不但重视八脉交会穴，而且也很推崇该法，在其流传于世的论述中，八脉交会穴可以说是窦汉卿论述最多的特定穴。《针经指南》中设有"流注八穴序""定八穴所在"两篇专门对该针法的源流及所涉及的八个穴位的具体定位和主治病证进行了详细论述。在其赋文中也提到"交经八穴者，针道之要也"及"八脉始终连八会，本是纪纲；十二经络十二原，是为枢要"，将此穴法作为纪纲的评价可见其对八脉交会穴的重视程度。这种思想一直影响至今。

窦汉卿虽然以八脉交会穴的使用著称于世，但该针法并非窦汉卿所创立。据窦汉卿在《流注八穴序》中的介绍，该针法来源并不清晰。其序中云"乃少室隐者之所传也"，而窦汉卿最初是从宋子华处得到的该针法的传本，后来在兵乱中遗失，15年后又在铜台碑字王氏家再次得到该针法的传本。该针法在当时已经有人在使用，并且疗效很好，即其所言"近代往往用之弥验"，而且宋子华也是以此针法取得良效，即子华"以此术行于河淮间四十一年，起危笃患，随手应者，岂胜数哉"。窦汉卿本人运用该针法治疗疾病也取得了非常好的疗效，其在《流注八穴序》中言："苟诊视之明，俾上下合而攻之，如会王师，擒微奸，捕细盗，虽有不获者，寡矣。噫！神乎哉是术也，今得之，亦天之浓予于是也多矣。"并且现存的窦汉卿著述当中虽然提到了各种针法，但只对该针法单设篇目进行了专门论述，并且涉及内容不止一篇，可见窦汉卿对该针法的评价之高。

窦汉卿对八脉交会穴的来源、各穴所交会的奇经、主治作用、取穴和针刺的方法等均分别进行了介绍。其介绍位置时不但介绍了八个穴位的具体位置，还介绍了取穴时患者的体位摆放，以及此八穴位如何两两相合配合运用。在八穴主治部分，书中除分别列举了公孙二穴主治二十七证、内关二穴主治二十五证、临泣二穴主治二十五证、外关二穴主治二十七证、后溪二穴主治二十四证、申脉二穴主治二十五证、列缺二穴主治三十一证、照海二穴主治二十七证外，还提供了针刺八穴时"先刺主证之穴，随病左右上下所在取之，仍循扪导引，按法祛除，如病未已，必求合穴，未已，则求之，须要停针待气，使上下相接，快然失其所苦，而后出针"的针刺方法和针刺顺序，可谓毫无保留，面面俱到。其理其法为后世灵龟八法和飞腾八法的产生提供了参考。

（五）使用特定穴

对特定穴的使用是窦汉卿治病时选穴的又一个特点，这其中除八脉交会穴外，多数是对五输穴的运用。对八脉交会穴的应用以及对原穴、络穴、募穴、背俞穴、交会穴等其他特定穴的使用在《针经标幽赋》和《流注通玄指要赋》中表现得尤为突出。如《针经标幽赋》共记载病证21种，针刺用穴35个，其中特定穴就有27个。窦氏在《流注通玄指要赋》中介绍了31个特定穴的使用，约占该赋中所提及腧穴总数的2/3。从中可见窦氏对特定穴的使用非常重视。

窦汉卿对五输穴的使用基本遵循的是《难经·六十八难》中对五输穴主治特点的论述，即"井主心下满，荥主身热，输主体重节痛，经主咳喘寒热，合主逆气而泄"。这一使用思路在《针经标幽赋》中已经明确提出，即其所言"体重节痛而输居，心下痞满而井主"。具体应用，如其中的"胸结身黄，取涌泉而即可"就是用肾经的井穴涌泉来治疗结胸或身黄，而结胸本身就具有心下痞硬等特点，因此可循经以肾经的井穴涌泉治疗。太阳病误下后除结胸外，另一个转归为发黄，发黄是因湿热熏蒸所致，而涌泉可以行气利水，泻热除湿，使湿热从小便而出。再如"疟生寒热兮，仗间使以扶持"，其来源就是"经主咳喘寒热"，也就是用心包经的经穴来治疗疟疾的寒热证。而"且如行步难移，太冲最奇"的用法可能与"输主体重节痛"的用法是有关系的。赋中还有相当部分的五输穴是作为局部取穴用的，如"若两肘之拘挛，仗曲池而平扫""大抵脚腕痛，昆仑解愈""尺泽去肘痛筋紧"。当然，窦汉卿对五输穴的应用还不只是停留在这些方面，还有如"劳宫退胃翻心痛亦何疑""牙齿痛，吕细堪治""太白宣通于气冲，阴陵开通于水道""腹膨而胀，夺内庭兮休迟""行间治膝肿目疾""目昏不见，二间宜取"等按照脏腑或经脉主治等取穴的其他用法。据统计，五输穴的运用在《流注通玄指要赋》中提到了 26 穴次，疗效都十分可靠，基本上都是现代临床治疗的常用穴特效穴，由此可见窦汉卿对五输穴的重视及五输穴本身的实用性。

除对五输穴的应用外，窦汉卿还很重视对原穴、募穴等其他特定穴的应用。《针经标幽赋》中"岂不闻脏腑病，而求门海俞募之微，经络滞而求原别交会之道""八脉始终连八会，本是纪纲；十二经络十二原，是为枢要"也都是对特定穴的应用。又如《流注通玄指要赋》中的"心胸病，求掌后之大陵""神门去心性之呆痴""腕骨祛黄"是窦汉卿使用原穴治疗疾病的经验。而"期门罢胸满血膨而可已""肾俞把腰疼而泻尽"是窦汉卿应用募穴和俞穴的经验。

（六）着重得气与治神

窦汉卿以针法立名于医界与其治疗效果突出是分不开的，而其针刺之所以能够取得突出的效果，又与其重视得气治神有很大的关系。其在《针经标幽赋》的不同部分都对治神和得气进行了阐述。

在得气方面，窦汉卿根据自己的临床经验，对得气现象进行了较为详细的描述。"轻滑慢而未来，沉涩紧而已至""气之至也，如鱼吞钩饵之沉浮；气未至也，如闲处幽堂之深邃"，采用比喻的形式使人们对难以用语言形容的得气现象形成直观的印象，有利于临床医生对得气现象的把握，因此该段描述经常被后世医家引用，成为描述得气现象的经典语句。关于得气对针刺效果的影响，窦汉卿认为得气与否和得气的状况与疗效直接相关，如果得气迅速则疗效就会明显，如果很难得气则该病治疗起来就会很困难，即其所言"气速至而速效，气迟至而不治"。虽然窦汉卿在《针经标幽赋》中没有说明"气速至而速效，气迟至而不治"的原因，但是他对于得气之后或暂时没有得气的操作提出了自己的看法——"既至也，量寒热而留疾；未至也，据虚实而侯气"。就是说，如果已经得气，则可以按照《内经》所论述的"热者疾之，寒者留之"的原则，根据患者表现出来的寒热不同而进行留针或速刺不留针的治疗；如果针刺后还未得气，则可以根据患者的虚实情况留针侯气或运用必要的催气手法以促使得气。

窦汉卿不仅重视得气还非常重视治神，认为治神是针刺的基本条件。其在《针经标幽赋》中多次从不同方面提到了治神的内容，如"凡刺者，使本神朝而后入；既刺也，使本神定而气随。神不朝而勿刺，神已定而可施"，就把"治神"作为针灸操作的必需条件，并且指出治神直接与得气现象相关。从患者方面来讲，"治神"就是使患者精神集中于针灸操作并且心情要平和自然，即"本神朝"和"本神定"。作为术者方面，也有类似"治神"的要求，就是要注意力高度集中于针刺的操作，即其在《针经标幽赋》中所述之"目无外视，手如握虎；心无内慕，如待贵人"。

窦汉卿重视得气与治神，并认为这是针灸操作的必要条件，这些都对针灸临床有很强的指导意义，尤其治神是得气的前提条件之一，也往往被临床操作者忽视。窦汉卿所阐述的治神和得气的内容均来自于《内经》，但是在《内经》的基础上又有所发挥，对后世有较大影响。

（七）提倡天人相应，子午流注针法

天人相应，取类比象是中医的一大思维特点。道家讲"道法自然"，易学讲"在天成相，在地成形，变化见矣"，《内经》讲"人以天地之气生，四时之法成"等，无不是天人相应观念的体现。窦汉卿作为一个著名的医学家和理学家，天人相应的观念是其理论的来源和基础。窦汉卿认为人身气血的状态是随自然环境的变化而变化的，针灸治疗应该顺应和利用各种自然因素的变化以趋利避害。这一点在其《针经标幽赋》中表现得最为明显。如其开篇"察岁时于天道，定形气于予心。春夏瘦而刺浅，秋冬肥而刺深"及"由是午前卯后，太阴生而疾温；离左酉南，月朔死而速冷。推于十干十变，知孔穴之开阖；论其五行五脏，察日时之旺衰""大患危疾，色脉不顺而莫针；寒热风阴，饥饱醉劳而切忌。望不补而晦不泻，弦不夺而朔不济"都体现了自然变化对针灸的影响。这其中提到的最多的因素是时间因素，因为时间的变化直接伴随着环境因素的变化。窦汉卿从多个维度阐述了时间变化周期的影响，如年周期谈到了四季的交替对针刺深度的影响，"春夏刺浅，秋冬刺深"，并在《针经直说》中进行了专门解释，认为其中的道理在于"然春夏为阳，其气在外，人气亦浮，凡刺者，故浅取之。秋冬为阴，其气在内，人气在脏，凡刺者，故当深取之"，即是针刺深度应考虑人体气血随季节变化而浮沉不同的因素。月周期的不同主要影响针刺的补泻方面，可根据日、月、地球三者相对位置在一个月内的变化对潮汐的影响安排针刺补泻，如"太阴生而疾温……月朔死而速冷"及"望不补而晦不泻，弦不夺而朔不济"等。这些观点基本与《素问·八正神明论》的论述相同，但在其基础上又有所发展，如窦汉卿所提到的"弦不夺而朔不济"中的"朔不济"等看法，就已经超出了《内经》的论述。而对于日周期和时周期对针灸产生的影响主要反映在子午流注取穴法方面。由于窦汉卿重视自然变化对针灸的影响，而时间变化是自然变化规律的重要参数指标，因此窦汉卿对子午流注针法也非常重视。《针经标幽赋》中提到的流注取穴方法亦不少，如"推于十干十变，知孔穴之开阖；论其五行五脏，察日时之旺衰""一日取六十六穴之法，方见幽微；一时取一十二经之原，始知要妙"等，并且《直言补泻手法》一篇中还专门对"古法流注"和"夫妇配合"的问题进行了专门的论述，这些内容均是纳甲法子午流注和纳子法子午流注的基本理论依据，这为后世的子午流注针法的发扬起到了一定的推动作用。另外，我们现在所用的八脉交会穴在窦汉卿的论述中名为流注八穴，目前

存世的窦汉卿的著作中虽然没有八脉交会穴开穴与时间的对应关系，但其弟子王开之子王国瑞却明确提出了八脉交会穴与时间的对应变化关系，即王氏飞腾八法。这是否受窦汉卿秘传现在不得而知，但从窦氏"流注八穴"的用词来看，很可能窦汉卿当时已经将八脉交会穴与时间和经脉流转进行了某些方面的联系和对应。

（八）论述准确取穴

从目前存世的窦汉卿的著述中不难看出，窦汉卿对针刺取穴的准确性非常重视，并且根据其临床实践经验总结了一套很实用的提高取穴准确性的方法。如《针经标幽赋》云："足见取穴之法，必有分寸；先审自意，次观肉分。或屈伸而得之，或平直而安定。在阳部筋骨之侧，陷下为真；在阴分郄腘之间，动脉相应。取五穴用一穴而必端，取三经用一经而可正。头部与肩部详分，督脉与任脉易定。"该段论述从多个方面讲述了取穴的方法。首先，取穴必须要有分寸，也就是要有度量的标准。窦氏在《气血问答》篇中讲认为同身寸"以中指大指相屈如环，取内侧纹两角为寸，各随大小取之"较为合适，该种取法目前仍在使用。其次，要根据自己心中对穴位位置的正确认识，结合患者肢体的具体情况来分析。如需要特殊姿势开穴的应摆放成相应的姿势以便取穴，如不需要特殊姿势开穴的就要使之伸展舒适以便取穴和留针。对于开穴的姿势，窦汉卿也是很有讲究的，如在八脉交会穴的取穴法中，对八个穴位的取法都有相应的姿势要求。现代解剖研究也证实，对于部分特殊位置的穴位，在不同的姿势下针刺，针尖所能达到的组织是不同的，治疗效果也有差异。这些取穴姿势也是古代针灸医家的宝贵经验，具有一定的临床指导作用。再次，为使取穴更加准确，窦汉卿提出了"取五穴用一穴而必端，取三经用一经而可正"的方法。这是一种利用相对位置关系来辅助取穴的方法，临床使用对提高取穴准确性是有很大帮助的，尤其对于颈、肩部等穴位比较集中的地方更为适用。最后，窦汉卿还提出了一般穴位的位置规律，即"在阳部筋骨之侧，陷下为真；在阴分郄腘之间，动脉相应"及"头部与肩部详分，督脉与任脉易定"，这些取穴经验均来自临床实践且与临床实际情况相符。

（九）重视针刺禁忌

窦汉卿非常重视针刺中的禁忌及针刺注意事项，在《针经标幽赋》中多次提到针刺禁忌及注意事项，此外还有《杂忌法》《针灸避忌太一图序》《冬至叶蛰宫说》《太一血忌之图》等篇专门论述不同方面的禁忌。《针经标幽赋》中提到的禁忌主要有"慎之！大患危疾，色脉不顺而莫针；寒热风阴，饥饱醉劳而切忌。望不补而晦不泻，弦不夺而朔不济。精其心而穷其法，无灸艾而坏其皮；正其理而求其原，免投针而失其位。避灸处而加四肢，四十有九；禁刺处而除六俞，二十有二"，这其中不仅包括了我们通常所说的饥、饱、醉、劳、大患危疾时及色脉不符的禁忌情况，也包括了"寒、热、风、阴"等异常天气禁忌及禁针禁灸的穴位，还特别提出了补泻的时间禁忌——

"望不补而晦不泻，弦不夺而朔不济"。除了禁忌情况以外，该篇还提到了针灸操作中应当避免的情况，如"神不朝而勿刺""空心恐怯，直立侧而多晕""不穷经络阴阳，多逢刺禁"等。在《杂忌法》中，窦氏则更为详细地论述了常见的"气血羸劣者，不可刺；久病笃危者，不可刺；大寒大热、大风大雨、大饥大饱、大醉大劳，皆不可刺"等禁忌情况及一些解决方法，如"然大寒无刺，令病患于无风暖室中，啜以粥食，饮以醪酪，令病患无畏寒气，候气血调匀，然后可刺。如此刺之，无疾不愈。余皆仿此而行之"等。而《针灸避忌太一图序》《冬至叶蛰宫说》《太一血忌之图》等篇所言多为随时间迁流变化的针刺部位禁忌。此类说法在明代《针灸大成》等重要针灸著作中均有体现，而且也多放在重要位置，但现在已都不采用。但其中与月相有关的补泻变化具有很大的临床意义，目前仍有很多医生在研究应用。

（十）强调医德水平

窦汉卿既是著名医学家，又是理学家，不论从哪个方面讲都要求其要具备很高的医德标准。事实上，窦汉卿本身也非常重视自己的医德修养。《昭文馆大学士正议大夫窦公神道碑》中记载："乡好学者来问经书，疾病者来求医药，率皆欣然应答。人无贫富贵贱，视之如一。针石所加，医药所施，病辄痊安，而未尝有一毫责报之心，久之道誉益重是时。"该论述不仅体现了窦汉卿高超的医术，还反映了其高尚的医德及理学修养水平。窦汉卿自己也认为作为医生必须具有高尚的医德水平，医术的高低与医德水平有密切的关系。这一点在《窦汉卿流注指要后序》中就有较为明确的体现，其中提到"后避屯于蔡邑，方获诀于李君。其人以针道救疾也，除疼痛于目前，愈瘵疾于指下。信所谓伏如横弩，应若发机，万举万全，百发百中者也……尝谓予曰：天宝不付于非仁，圣道须传于贤者。仆不自揆，遂伸有求之恳，获垂无吝之诚。授穴之所秘者，四十有二；疗疾而弗瘳者，万千无一。遂铭诸心，而著之髓，务拯其困，而扶其危。而后除疼痛迅若手拈，破结聚涣如冰释"。这一段不但说明其师李浩本身不仅技术好，而且医德也非常高尚，自己能够得到李浩的教授，学到高超的医术，并且取得很好的临床疗效，与自己的道德修养是有一定关系的。这与儒门理学的"修、齐、治、平"的理论内涵是基本一致的。从历史的记载来看，窦汉卿为人勤奋和善，老成持重，为医技术高超、医德高尚，为官清廉正直、敢于谏言。

第二节　临床举隅

窦汉卿虽然留下不少针灸论著，但在这些文献中并没有记载窦汉卿本人的治疗医案。现存可考的与窦汉卿治疗经验有关的病案主要是罗天益在《卫生宝鉴》中记载的罗天益本人的针灸医案。罗天益，曾学针法于窦汉卿，并且在个别医案中还引用了窦汉卿所论述的针灸理论，因此后世多以这些医案来辅助研究窦汉卿的针灸理论。下面附上《卫生宝鉴》中典型针灸医案数则以供学者研究。

案一　灸之不发

国信副使覃公中，四十九岁，至元丙寅（1266年）春，病脐腹冷疼，完谷不化，足胻寒而逆，皮肤不仁，精神困弱。诊其脉，沉细而微。遂投以大热甘辛之剂，及盛灸气海百壮，三里二穴各三七壮，阳辅各二七壮，三日后，以葱熨，灸疮皆不发；复灸前穴依前壮数，亦不发；十日后，疮亦更不作脓，疮口皆干。癸丑岁（1253年）初，予随朝承应。冬，屯于瓜忽都地面，学针于窦子声先生，因询穴腧，曰："凡用针者，气不至而不效，灸之亦不发。大抵本气空虚，不能作脓，失其所养故也。更加不慎，邪气加之，病必不退。"异日，因语针灸科忽教授，亦以为然。至元成辰（1268年）春，副使除益都府判，到任未几时，风疾，半身麻木，自汗恶风，妄喜笑，又多健忘，语言微涩。医以续命汤复发其汗，津液重竭，其证愈甚。因求医还家，日久，神气昏愦，形容羸瘦，饮食无味，便溺遗失，扶而后起。屡易医药，皆不能效。因思《内经》云：阳气者若天与日，失其所则折寿而不彰。今因此病，而知子声先生之言矣。或云：副使肥甘足于口，轻暖足于体，使令足于前，所为无不如意，君言失其所养，何也？予曰：汝言所养，养口体者也；予论所养，养性命者也。且覃氏壮年得志，不知所养之正，务快于心，精神耗散，血气空虚，因致此疾。《灵枢经》云：人年十岁，五脏始定，血气已通，其气在下，故好走；二十岁，血气始盛，肌肉方长，故好趋；三十岁，五脏大定，肌肉坚，血气满盛，故好步；四十岁，五脏六腑十二经脉，皆大盛以平定，腠理始疏，华荣颓落，发颇斑白，平盛不摇，故好坐；五十岁，肝气始衰，肝叶始薄，胆汁减，目始不明；六十岁，心气始衰，善忧悲，血气懈惰，故好卧；七十岁，脾气始衰，皮肤已枯；八十岁，肺气衰，魄魂散离，故言善误；九十岁，肾气焦，脏枯，经脉空虚；百岁，五脏皆虚，神气皆去，形骸独居而终矣。盖精神有限，嗜欲无穷，轻丧性命，一失难复，其覃氏之谓欤！（《卫生宝鉴》）

按语：该段文字直接提到窦汉卿与罗天益的师承渊源，因此多作为罗天益曾经跟随窦汉卿学习医学的佐证材料出现在相关文献上。值得注意的是，该段文字虽然不是临床验案，但是却直接提到了窦汉卿的医学论述，并且该段论述并没有出现在其他窦汉卿的医学专论中，因此对于全面研究窦汉卿的医学理论思想提供了宝贵的资料。文中窦汉卿所言"凡用针者，气不至而不效，灸之亦不发。大抵本气空虚，不能作脓，失其所养故也。更加不慎，邪气加之，病必不退"是现存窦汉卿为数不多的对灸法的论述。由此可见，窦汉卿提倡针法，但并不反对灸法，并且对于灸法也有自己独到的见解。窦汉卿认为灸疮不发和针刺不能气至都是由于患者本身正气不足造成的，并提倡遇到这种情况应当慎重对待，否则会"邪气加之，病必不退"。该案就印证了窦汉卿的这一观点。

案二　䐜胀治验

范郎中夫人，中统五年八月二十日，先因劳役饮食失节，加之忧思气结，病心腹胀满，旦食则呕，暮不能食，两胁刺痛，诊其脉弦而细。黄帝针经五乱篇云：清气在阴，浊气在阳，乱于胸中，是以大㤪。《内经》曰：清气在下，则生飧泄；浊气在上，则生䐜胀。此阴阳反作病之逆从也。至夜，浊阴之气当降而不降，䐜胀尤甚。又云：脏寒生满病。大抵阳主运化精微，聚而不散，故为胀满。先灸中脘穴，乃胃之募，引胃中生发之气上行，次以木香顺气汤助之。（《卫生宝鉴》）

按语：该案记载范郎中夫人病心腹胀满，患者本身忧思气结，脾胃气机失调，浊气发于上部，出现胀满之症，旦食则呕，暮不能食。案中采用灸中脘穴，外加木香顺气汤助之，使之痊愈。可见此方法治疗䐜胀是正确的。中脘为胃募，同时是八会穴之腑会，灸此穴可升清发腠理、理气和胃，辅以木香顺气汤升清降浊，而消胀除满。此案虽然没有使用针法而用灸法，但体现了窦汉卿善用特定穴的针灸思想。

案三　胻寒治验

征南副元帅大忒木儿，年六旬有八，戊午（1258年）秋征南，予从之。过扬州十里，时仲冬，病自利完谷不化，脐腹冷疼，足胻寒。以手搔之，不知痛痒。尝烧石以温之，亦不得暖。予诊之，脉沉细而微。予思之，年高气弱，深入敌境，军事烦冗，朝暮形寒，饮食失节，多饮乳酪，履于卑湿，阳不能外固，由是清湿袭虚，病起于下，故胻寒而逆。《内经》云：感于寒而受病，微则为咳，盛则为泄为痛。此寒湿相合而为病也。法当急退寒湿之邪，峻补其阳，非灸不能病已。先以大艾炷于气海，灸百壮，补下焦阳虚；次灸三里二穴各三七壮，治胻寒而逆，且接引阳气下行；又灸三阴交二穴，以散足受寒湿之邪。遂处方云：寒淫所胜，治以辛热；湿淫于外，平以苦热。以苦发之，以附子大辛热助阳退阴，温经散寒，故以为君；干姜、官桂大热辛甘，亦除寒湿，白术、半夏苦辛温而燥脾湿，故以为臣；人参、草豆蔻、炙甘草甘辛大温，温中益气，生姜大辛温，能散清湿之邪，葱白辛温，以通上焦阳气，故以为佐。又云：补下治下，制以急。急则气味厚，故大作剂服之。不数服，泻止痛减，足胻渐温；调其饮食，逾十日平复。明年秋，过襄阳，值霖雨，阅旬余，前证复作。再依前灸，添阳辅，各灸三七壮再以前药投之，数服良愈。（《卫生宝鉴》）

按语：该案为针药配合治疗老年男性自觉足胻寒凉麻木的验案。该病因患者年高气弱正气不足为本，饮食不节、外感寒凉、过于劳累为标，二者相和使阳气不固，清湿内袭而成。此病适合使用灸法，故重灸气海以固本培元，灸足三里和三阴交引热下行以温足胻，后又加灸阳辅穴以巩固疗效。众穴同灸标本兼治，再配合适宜的方药口服，内外同施，焉有不愈之理？该案主要体现出窦汉卿针灸理论中重视特定穴的针灸思想。

尽管窦汉卿提倡使用针法，然而在其弟子的医案中仍皆为灸法治疗疾病的案例，这从一个侧面反映出当时灸法之盛行及窦汉卿提倡针法之不易。经过数代的变迁，才形成了现在针法灸法并用之格局，实在是得之不易。从目前可获得的大量文献中可以看出，不仅古代针灸家重视窦汉卿的针灸理论，现代使用窦汉卿所提到的针灸方法治疗疾病的医家也很多，八脉交会穴、五输穴、子午流注等方法也都是大家比较常用的方法。窦汉卿所提出的针刺手法经过后世医家的不断完善和发展，现今大部分仍广泛应用于临床。

第三节　学术发微

一、古今医家对窦氏理论的评价与研究

窦汉卿所处的年代虽然战乱不断，但恰恰是中医发展史上的重要转折阶段，在此之前由汉到宋，中医主要是经典医籍经典理论的继承研究，而在此之后金元医家是在经典医籍理论继承的基础上出现了百家争鸣的新局面，不仅出现了金元四大家，还孕育出了与仲景学说比肩的温病学说。针灸学术也是如此，窦汉卿恰恰出生在这个年代，他不仅针灸临床经验丰富，文化底蕴深厚，而且在理学方面也卓有成就，因此成为那个时代针灸界的佼佼者，成为针灸发展历史上承上启下的关键人物，引领了针灸学术的转变。在他的大力提倡和推动下，针灸一改上千年重视灸法忽略针法的现象，并且推动了针灸手法的大发展，对后世的针刺法、选穴法、补泻法等针灸各方面均产生了深远的影响。尤其是其针灸思想代表性著作《针经标幽赋》的出现，受到了后世各代针灸医家的重视和追捧。王国瑞、徐凤、张景岳、杨继洲、吴崑、李学川等后世针灸名家纷纷在自己的针灸著作中收录该赋并为其注释。

（一）八脉交会穴

现代各医家对窦汉卿针灸理论的研究也非常多。在八脉交会穴方面，赵京生通过研究认为，八脉交会穴是在经典针灸理论之后对腧穴理论建构的代表，认为《针经指南》中窦汉卿已经完全确定了八脉交会穴与奇经八脉的关系，并对八穴的名称、定位、归经、取法、主治病证、针法、用法等均进行了记述。赵京生认为，八脉交会穴提出了超出之前经典针灸理论范围的腧穴理论构建，建立了奇经八脉与十二正经的联系，并且体现了对称或对应部位的腧穴在主治作用上的共性，提示了腧穴主治作用与部位相关的规律，对发现和总结腧穴的主治功效有重大意义。

（二）临床应用

在取穴规律方面，窦汉卿在取穴方面重视独穴和特定穴，尤其提倡使用八脉交会

穴，且脏腑病多用原穴，五输穴治病时善用本穴。在针刺手法方面，窦汉卿主张辨证施针，强调双手进针法，重视治神与得气，并对得气现象和特征进行了细致的描述。此外，窦汉卿还创立了14种基本手法，为后世的针刺手法的发展打下了基础。在补泻方面，窦汉卿具体阐释发扬了《内经》和《难经》的补泻方法，首次提出了补冷和泻热等补泻中的冷热效应，并论述了具体的操作方法，对针灸刺法在明代的昌盛做出了重大贡献。

二、窦默针灸学术理论中独特观点的探讨

（一）关于"望不补而晦不泻，弦不夺而朔不济"

窦汉卿在《针经标幽赋》中论述针灸注意事项一段中有"望不补而晦不泻，弦不夺而朔不济"一句，这与该赋中论述补泻时机选择时所言"由是午前卯后，太阴生而疾温；离左酉南，月朔死而速冷"中所提到的"太阴生而疾温"和"月朔死而速冷"等都是在天人相应的观念的观念下提出的补泻时机及注意事项。该理论可追溯到《素问·八正神明论》："月生无泻，月满无补，月郭空无治，是谓得时而调之。因天之序，盛虚之时，移光定位，正立而待之。故曰月生而泻，是谓藏虚；月满而补，血气扬溢，络有留血，命曰重实；月郭空而治，是谓乱经。阴阳相错，真邪不别，沉以留止，外虚内乱，淫邪乃起。"这一段的论述也就是根据月亮的圆缺变化来安排补泻。但窦汉卿的论述似乎又与《内经》有所差别，其不同点主要在于《内经》中的"月生无泻"和《针经标幽赋》中的"朔不济"。一般认为"朔"也是"月生"之时，那究竟此时应如何补泻，古代医家看法也不同。从各家对《针经标幽赋》的注解来看，王国瑞明确指出此时"不可泻也"；徐凤则指出"凡值此日，不可用针施法也"；吴崑虽未明言，但从其"当其亏而泻，是谓重虚，另人益困"来看，他是主张此时不能泻的。而从《针经标幽赋》的"太阴生而疾温"一句看似乎也与"朔不济"一句有矛盾，因为"朔"是指阴历初一，即月始生之时。那么究竟朔日是该补还是该泻呢？如果从自然实际的角度来分析，以月亮对地球海洋潮汐的影响来类比的话，"朔不济"是比较符合自然的，因为初一（朔）与十五（望）都是天文大潮，也就是由于地球、太阳、月亮三者的位置关系所引起的海水大潮。由此类比气血，则这两天都是"血气扬溢"的时候，此时不宜采用补法是较为合理的。而上弦日和下弦日则是潮水最小的日子，以此类比，也就是气血活动能力最弱的时候，此时不宜使用泻法是较为合理的。因此窦汉卿用"慎之"来提醒大家"望不补而晦不泻，弦不夺而朔不济"的注意事项，以避免出现"重实"或"藏虚"的现象。而前文所说的"太阴生而疾温"则是指在初一之后到十五之前按照《素问·八正神明论》"月始生，则血气始精，卫气始行；月郭满，则血气实，肌肉坚；月郭空，则肌肉减，经络虚，卫气去，形独居"的原则，顺应气血增长

而使用补法。"月朔死而速冷"则是指在十五之后到初一之前，随着气血的消减而使用泻法。但望、朔、上弦、下弦四个特殊日期应遵循"望不补而晦不泻，弦不夺而朔不济"的原则。

（二）关于窦汉卿的十五络与现在十五络的不同

窦汉卿在《针经直说》设专章来论述人身之络穴，即《络说》《络穴说》和《络穴辨》。其中不仅介绍了络的分类、络穴的位置、络穴的作用，还提到了十五络穴，但其所说十五络穴与现代的一般认识是有一定差异的。《络穴辨》中提到"流注六十六穴内，无此十五络穴。一十二经每经络各有一络穴，外有三络穴，阳跷络在足太阳经，阴跷络在足少阴经，脾之大络在足太阴经。此十五络穴之辨"，这其中手足三阴、手足三阳及脾之大络与现代的认识一致，但现代认为十五络中有督脉的络穴及任脉的络穴，而不是阳跷脉和阴跷脉的络穴。这两种说法古代文献中都有记载，窦汉卿所言来自于《难经·二十六难》"经有十二，络有十五，余三络者，是何等络也？然：有阳络，有阴络，有脾之大络。阳络者，阳跷之络也。阴络者，阴跷之络也。故络有十五焉"。而我们现代所说的十五络来自《灵枢·经脉》，该篇对十五络脉有较为详细的论述，其内容也被后世医家所接受和认可。那么窦汉卿为什么会采用《难经》的说法而不采用《灵枢》的说法呢？据现代学者将窦汉卿所论述的理论及引用经典的语句进行了归纳比较，发现其所论述的内容理论来源均为《素问》和《难经》，而无直接出自《灵枢》者，结合《灵枢》在历史上曾一度失传，因此推测窦汉卿当时并没有见到《灵枢》这部著作，他只见到了《内经》的《素问》这部分和《难经》这本书，所以如此论述十五络穴。

三、心得心悟

典型验案一　腹痛

患者，李某，女，71岁，2019年6月28日初诊。

主诉：腹痛不适1月余。

现病史：患者1个月前因过食生冷引起腹部间歇性疼痛，并伴有呕吐、腹泻，后经服用中西药物，腹泻、呕吐缓解，腹痛仍有频繁发作。目前，患者饮食及二便尚可，常年失眠，舌红，苔厚腻，脉细，腹部触诊多处疼痛明显，偶有包块轻微隆起。

中医诊断：腹痛，寒湿内滞、脾胃虚寒证。

治则：温阳健脾，和胃散寒。

针刺处方：内关、公孙、足三里、中脘、天枢、关元、三阴交。其中公孙、内关、足三里、三阴交行普通针刺法，得气后留针30分钟；中脘、天枢、关元用艾条温和灸

30 分钟。

治疗 1 次后效果明显，病去大半，后又于 7 月 1 日和 7 月 2 日各治疗 1 次而痊愈。

按语： 该患者起病由于过食生冷，引起腹泻、呕吐、腹痛等症，历经月余而不愈，加之年事已高，因此病已由实转为虚实夹杂。来诊时病机以脾胃虚寒，内有食滞为主。治疗以八脉交会穴公孙配内关为主，配合足三里、三阴交和胃降逆止痛，再加温和灸中脘、天枢、关元温阳散寒，共奏温阳健脾、和胃散寒之功效。其中内关、公孙为八脉交会穴，善于治疗胃脘疾患，而足三里既是胃腑之下合穴，又是胃经的合穴，善治饮食不和引起的胃脘不适，配合三阴交可治疗腹痛。温和灸胃、大肠、小肠的募穴中脘、天枢、关元可驱散胃肠中的寒邪。以上用法均与窦汉卿所提倡的使用特定穴的思想相符。

典型验案二　头项疼痛

刘某，女，48 岁，2019 年 6 月 24 日初诊。

主诉：头项部疼痛 3 天。

现病史：患者于 3 天前因受凉引起颈项部疼痛，活动轻微受限，并伴有头疼，无发热，自行贴敷膏药无明显效果。现症：舌淡，苔白，脉弦，局部触诊颈项部风府附近压痛明显。

中医诊断：头项痛，寒阻经络、气滞血瘀证。

治则：散寒通络，理气活血。

针刺处方：后溪、承浆。二穴均行普通针刺，并嘱患者活动颈项部。

针刺后患者疼痛明显缓解，活动自如，次日告知已痊愈。

按语： 该病案较为简单，患者因感受寒邪导致头项部疼痛。窦汉卿在《流注通玄指要赋》中言："头项痛，拟后溪以安然。""头项强，承浆可保。"因此照方抓药，疗效显著。分析取效原因，后溪为小肠经的输穴，颈项部有督脉与膀胱经循行，按照同名经相通的原理，手太阳小肠经的后溪有很好的疏通足太阳膀胱经的作用。后溪在八脉交会穴中又通于督脉，因此又可疏通督脉气血。承浆穴与风府穴相对应，是治疗颈项痛的经验穴，两穴合用，疗效显著。

小结

综上所述，窦汉卿是元代著名的针灸家和理学家，也是深受元世祖器重的名臣。他医德高尚，学识渊博，针灸技术精湛，对我国针灸技术的发展起到了重要的承上启下的作用，尤其对毫针针法的使用及针刺手法的发展起到了巨大的推动作用。他所写的针灸赋文文字优美，通俗易懂，便于记忆，实用性很强，是针灸文献中不可多得的上乘佳作，受到其下历代针灸医家的重视，是后人学习针灸技术的重要文献资料。

参 考 文 献

[1] 魏稼. 各家针灸学说 [M]. 北京：中国中医药出版社，2007：95.

[2] 赵京生. 八脉交会穴理论分析 [J]. 中国针灸，2016，36 (3)：319-322.

[3] 薛智慧，李洪亮，陈果，等. 从《标幽赋》浅析窦汉卿针刺学术思想 [J]. 中医
药导报，2014，20 (4)：4-6.

[4] 车依檀，张聪，张永臣. 窦汉卿《流注通玄指要赋》浅析 [J]. 四川中医，2016，
34 (8)：16-19.

[5] 张永臣，贾红玲，张学成. 窦汉卿及其《通玄指要赋》学术特点探析 [J]. 山东
中医药大学学报，2016，40 (4)：357-368.

[6] 康锁彬. 诠新针经指南 [M]. 石家庄：河北科学技术出版社，2001：154.

[7] 罗天益. 卫生宝鉴 [M]. 第2版. 北京：人民卫生出版社，1987.

第七章　王好古

第一节　医家传略与针灸学术思想

一、王好古传略

王好古（1200—1264 年），字进之，又字信之，号海藏老人，元代医家，赵州（今河北省赵县）人。王氏性明敏，博通经史，举进士不第，遂潜心于医学，广览医籍，曾任赵州医学教授，兼提举管内医学。王氏少时曾与李杲（东垣）同受业于张元素（洁古），元素殁，复师从李杲，尽传其学。王氏精通《内经》，精研仲景，深得洁古、东垣之传，将伤寒学说与脾胃内伤学说有机结合，创立了阴证学说，丰富和发展了中医学理论，对后世医家产生了深远的影响，成为易水学派又一名家。其著作有《阴证略例》《医垒元戎》《癍论萃英》《汤液本草》《此事难知》等。

王好古创立的阴证学说使阴证的辨证论治从伤寒外感阴证发展到内伤杂病阴证，大大扩充了阴证的范围，从而把伤寒学说与脾胃内伤学说有机结合起来。阴证学说既是对仲景学说的发展，又补充了东垣脾胃内伤详论"热中证"之未备。其主张温补脾肾，对明清温补学派医家有着深远的影响。

王氏注重研究本草，强调从"汤液"入手，其编著的《汤液本草》一书，上溯《神农本草经》及《内经》《伤寒论》等经典，下逮陶弘景、张洁古、李东垣等诸家之说，在系统总结金元以前药学经验的基础上，通过对药性理论的探讨，将药物功效与药物的性味、形色、质地和脏腑经络及四时等相互联系起来，形成了更为完善的药学理论，从而将以往凭经验用药上升到理论指导下的用药，促进了中药学的发展。

王好古的著作中涉及的针灸内容有数十条之多，书中提到的穴位有脐中（神阙）、气海、关元、期门及各经的五输穴、原穴等，刺灸方法有针刺、灸法、熨法、刺血法等，尤其是在《此事难知》中比较系统地记载了他运用五输穴方面的经验，如五输穴和原穴的使用、伤寒热病针灸法及阴证灸法等。

《阴证略例》为专门论述阴证的专著。据王氏自序，《阴证略例》成书于 1232 年，作者鉴于"伤寒古今为一大病，阴证一节，害人为尤速"，"阳证则易辨而易治，阴证则难辨而难治"，因而撷取前贤有关阴证的论述，并参以己见，从病因病机、诊断治疗方面对阴证进行了较为全面的阐发，旨在阐明伤寒阴证的危害及温阳的重要性。该书最早被收入元代杜思敬《济生拔粹》中，至清，陆心源根据钱遵王（曾）所藏的旧抄本，刊入"十万卷楼丛书"。

《医垒元戎》成书于1291年，是王氏鉴于仲景而后，伤寒、杂病分为两科，医工愈学愈陋，愈专而愈粗之弊，遂祖述仲景之制，参以易水、东垣之法，发明伤寒、杂病证治之要义，寄望学者融会贯通。本书载方1035首，既注重采撷前贤之用药心法，亦不乏化裁古方之自出机杼者。

《汤液本草》初稿成于1298年，1308年定稿，主要阐述药物治病机制、用药要点及炮制等内容，对张元素、李东垣药学理论进行了阐发，反映了金元时期药物学理论发展成就。

《此事难知》刊于1308年，系编辑其师李杲之医论，包括脏腑、经络、气血、营卫、诊法、病因病机、天人相关、治法等。

下面依据《此时难知》为主要参考内容，着重介绍王氏对针灸学的贡献。

二、针灸学术思想

王好古是继李东垣后易水学派的又一名家，在学术上继承和发展了李东垣的学术思想，并对后世医家的学术思想及临床实践产生了深远的影响。其提出"十三脏腑""十四阴""十六络"等新的观点，明确了针灸方面关于五输穴的选用原则等，这都是王好古结合临床实际提出的独到见解和认识，是对经典理论的发展和扩充。

（一）首次提出原穴"拔源"的概念

《内经》及前世医家对于原穴的论述多为"知五脏"所病或治五脏六腑之疾，未明确提出原穴可以"拔源"，但是王好古在自己多年的临床实践中，对于原穴的使用有自己独特想法。他认为原穴对本脏腑、本经脉的急、慢、虚、实证，若能辨证准确，用补或泻法刺之，对于治疗疾病及巩固效果均有较好的作用。例如王好古在其所著《此事难知》中言："假令针本经病了，又于本经原穴亦针一针。如补肝经，亦于肝原穴上补一针；如泻肝经，亦于肝经原穴上泻一针。如余经有补、泻，针皆仿此例，亦补泻各经原穴。"王好古不仅阐发了辨证取"原"的思想，同时还有根据经脉的循行部位来取原穴，并举例"心痛，脉沉，肾原穴；脉弦，肝原穴；涩脉，肺原穴；缓脉，脾原穴。身之前，足阳明原穴；身之后，足太阳原穴；身之侧，足少阳原穴"。

（二）发展五输穴理论

王好古在《此事难知》一书中比较系统地记载了他在运用五输穴方面的成就，对腧穴理论进行了不断发展与完善。

1. 基于辨证选用五输穴　王好古认为判断病在何脏何腑，应先根据患者的临床表现，明确经脉之所属，然后根据患者的症状，决定使用哪个五输穴。因为各经五输穴的功效与其生理病理特点有关，难以一概而论。若病在肝，且见"心下满"，则取肝之井穴大敦；若病虽在肝，但病"身热"，则刺肝经之荥穴行间，其余以此类推。这样便使各经五输穴的使用与各经的病证有机地结合在一起，做到辨证选穴，有的放矢。

2. 根据时间选择五输穴　《难经·七十四难》云："经言春刺井，夏刺荥，季夏刺俞，秋刺经，冬刺合者，何谓也？然：春刺井者，邪在肝；夏刺荥者，邪在心；季夏刺俞者，邪在脾；秋刺经者，邪在肺；冬刺合者，邪在肾。"一般认为，肝病应选用各经井穴，时间应该在春季，而王好古认为应先确定是何经病变，再根据季节选择五输穴，如"假令肝经淋溲，便难，转筋，春刺井，夏刺荥，秋刺经，冬刺合"，即见肝病，春季应选肝经井穴，夏季应选肝经荥穴等。

3. 根据病证的阴阳属性选择五输穴　《此事难知·阴阳例》中还记载了一种阴阳配穴法，这是根据外邪的阴阳属性配用五输穴的方法，王氏以脉象来判断患者所感邪之气的阴阳属性。例如"假令胆病善洁，面青，善怒，脉得浮之实大，沉之损小，是感得父气，为阳中之阳，当于本经中泻火补水；却得浮之损小，沉之实大，是感得母气，为阴中之阳，当于本经中泻水补火"。本法重点在外邪的属性，阳邪泻火穴，阴邪泻水穴，且水火补泻相反，因为补火穴可温经散寒，泻火穴可清泄邪热，补水穴可清热益阴，泻水穴可驱散寒邪。该论述简明扼要，寓意深刻，有较好的临床使用价值。

4. 根据五行传变选择五输穴　王好古在其著作中记载了多种五行传变生克关系的配穴法。《此事难知·配合例》中记载了五行传变生克关系配五输穴法。此法根据患者的病变脏腑，利用五行乘侮关系确定可能被传变之脏，选穴时取病经之穴用泻法，传变之经用补法。例如《此事难知·配合例》中提到"假令见肝病，欲实其脾者，先于足太阴经中补土字一针，又补火字一针，后于足厥阴肝经内，泻木字一针，又泻火字一针"，即是讲见肝病，知肝传脾，治疗上要补脾泻肝。另外，王好古根据五行相生的原理，把疾病的母子传变灵活应用于选择五输穴上，如"假令见肝病满闷，淋溲，便难，转筋，又见心病烦心，心痛，掌中热而哕，当于足厥阴肝经内木火二字各一针"。王好古还把疾病表里传变的规律应用到针灸中，如"假令见足厥阴肝之经太过，又兼见胆之证太过，是为兄妹。当泻肝经内木火二字各一针。又泻胆经内木火二字各一针"。肝经太过，又见胆之证太过，为疾病的表里相传，治疗上应先泻肝经木火两穴，再泻胆经的木火两穴。王好古成功地把五行传变的规律应用于针灸选穴治疗，这是对《内经》《难经》经典理论的灵活应用，对针灸学的发展起到了重要的作用。

此外王好古应用五输穴理论在辨病选穴时，先辨病变脏腑及经络所属，然后根据患者的症状证候、患病季节、病证的阴阳属性、五行的传变规律进行选穴。

（三）倡导伤寒热病针灸法

"针""刺"二字，屡见于王好古的医书中，如《医垒元戎·阳明证》中记载："有热入血室谵语，阳明病下血谵语者，热入血室，但头汗出，刺期门。又妇人中风，经水适来，谵语，为热入血室，小柴胡汤，刺期门穴。有肝乘脾谵语，伤寒腹满谵语，寸口脉浮而紧，此肝乘脾也，名曰横，刺期门穴。"上文是将《伤寒论》"热入血室"的神昏谵语可刺理论进行了进一步发挥，一向为历代医家所认同。

（四）创新阴证多"重灸"理论

王氏主张阴证多用灸法，在其代表著作《阴证略论·三阴论》中记载："若阴气独盛，阳气暴绝，则为阴毒……当急救，可灸脐下，服以辛热之药，令阳气复而大汗解矣！"又云："阴毒……若能速灸脐轮下，六日看过见喜深，灸脐下六穴（即神阙、阴交、气海、石门、关元、中极）。"又云："阴毒已深……但于脐中用葱熨法，或灼艾三五百壮已来，手足不温者，不可治也。"其在《阴证略论·阴毒三候》中记载："阴毒渐深候……其候沉重，四肢逆冷，腹痛转甚，或咽喉不利，可心下胀满结硬，燥渴，虚汗不止，或时狂言，爪甲面色青黑，六脉沉细而一息七至以来。有此证者，速宜于气海或关元二穴三二百壮，以手足和暖为效，仍服金液丹之类，随证选用。"

总之，王好古在针灸方面有着突出的贡献，丰富和发展了《内经》《难经》的针灸学理论，为后世针灸临床提供了宝贵经验与借鉴，使得中医传统理论也将不断被完善。

第二节　临床举隅

王好古为元代著名医家，师承张元素与李杲，研习仲景伤寒，并深得洁古、东垣之传，将伤寒学说与脾胃内伤学说有机结合，创立了阴证学说，丰富和发展了中医学理论。本节选择其临床医案4则，分析其辨证辨病思路和过程，汲取其遣方用药经验，以期有效指导临床辨证用药。

案一　太阳证

李良佐子病太阳证，尺寸脉俱浮数，按之无力，谓其内阴虚，与神术加干姜汤。愈后再病，海藏视之，见神不舒，垂头不欲语，疑其有房过。问之犯房过乎？曰：然，头重目暗。因与大建中三四服，外阳内收，脉反沉小，始见阴候，又与己寒，加芍药、茴香等丸五六服。三日内，约服六七百丸，脉复生，又用大建中接之，大汗作而解。（《古今医案按》）

按语：本案为素体虚弱之人感受外邪。王氏阴证论尤重内因，认为无论纵欲还是平素体弱皆可导致"内已伏阴"，其不仅是发病的基础和关键，亦是再次感邪的内在因素。《阴证略例·海藏老人内伤三阴例》中指出："若面青或黑或青黑，俱见脉浮沉不一，弦而弱者，伤在厥阴肝之经也……若面红或赤，或红赤俱见，脉浮沉不一，细而微者，伤在少阴肾之经也……若面黄或洁，或黄洁俱见，脉浮沉不一，缓而迟者，伤在太阴脾之经也。"本案现太阳证，尺寸脉俱浮数却按之无力，可知其素为太阴脾弱又感风寒，遂用神术加干姜汤温脾阳，散风寒。愈后又病，是因其不节房事，耗散精气，劳复致病导致气血俱虚，脾阳虚衰，阳虚阴盛，清阳不升，头目失养，则头重目暗。治以大建中汤温阳散寒。方中蜀椒辛热，暖脾胃，补命门之火；辛热之干姜，助心阳逐冷散逆；人参甘温，大补脾肺之气；饴糖甘能补土，缓可和中。盖人以中气为主，唯辛辣甘热之药方可温健其中脏。但药后却现沉小之脉，可知其阴盛尤剧，需加重温散之力，故用辛热峻剂己寒丸（荜茇、肉桂、高良姜、干姜）加芍药、茴香以散其寒，阳回脉复。阳已回故改用大建中汤继续温阳补虚散寒，大汗乃阴寒消退，阳气功能恢复的体现。

案二　伤寒

脾印将军完颜公之子小将军，病伤寒六七日，寒热间作，腕后有斑三五点，鼻中微血出，医以白虎汤、柴胡等药治之不愈。及余诊之，两手脉沉涩，胸膈间及四肢按执之殊无大热，此内寒也。问其故，因暑热卧殿角之侧，先伤寒，次大渴，饮冰酪水一大碗。外感者轻，内伤者重，外从内病，俱为阴也，故先斑衄，后显内阴，寒热间作，脾亦有之，非往来少阳之寒热也，与调中汤数服而愈。（《阴证略例》）

按语： 王氏《阴证略例》中发热辨云：阳证发热则寒热互见，或蒸蒸而热；阴证发热则下利清谷，汗出而厥，四肢拘急，身表热而手触之不热。此案患者虽寒热互见，但胸膈间及四肢按执之殊无大热，实乃阴证之发热。其因暑热卧殿角之侧，先伤寒，次大渴，饮冰酪水一大碗所致。寒凉饮冷自口入必先损伤脾胃，李东垣《内外伤辨惑论·辨寒热》云"是热也，非表伤寒邪皮毛间发热也，乃肾间受脾胃下流之湿气，闭塞其下，致阴火上冲"，故本案寒热间作乃脾阳虚衰所致。太阴虚寒偏盛，阳为阴逼，上入于肺，传之皮毛，阳热破血络，故现斑点、鼻衄。调中汤（《太平惠民和剂局方》）中附子、高良姜温补脾阳除下注之湿气；肉桂引火归元；当归、川芎、白芍活血通络；甘草调和诸药。中焦脾阳得复，阴寒得散，外在热证自除。

在张仲景"热毒"的论述中，明代陶华曾提出"阳明胃热"致发斑。医疑本案伤寒六七日，太阳邪气渐入阳明，阳明胃热，内迫营血导致发斑、鼻衄。依《伤寒论》第101条"伤寒中风，有柴胡证，但见一证便是，不必悉具"辨本案中寒热间作，乃为太阳邪气传入少阳，故以白虎汤、柴胡等治之，但辨证有误故药之不愈。

案三　饮食积寒

宝丰阿磨堆侯君辅之县丞，为亲军时，饮食积寒，所伤久矣。一日病，其脉极沉细易辨，即阴证无疑。内寒外热，故肩背胸胁斑出十数点，语言狂乱，家人惊曰：发斑谵语，莫非热乎？余曰：非也。阳为阴逼，上入于肺，传之皮毛，故斑微出，神不守舍，故错言如狂，非谵语也。肌表虽热，以手按执，须冷透如冰。余与姜、附等药，前后数日，约二十余两后，出大汗而愈。及见庭中物色、儿童鸡犬，指之曰：此正我二三日间梦中境物也。然则神不守舍信矣。愈后起行，其狂又发，张目而言曰：今我受省札为御马，群大使如何不与我庆？及诊之，脉又沉迟，三四日不大便。余与理中丸，三日内约半斤，其疾全愈。侯公之狂，非阳狂之狂，乃失神之狂，即阴也，但脉阴为验。学者当审，独取诸脉，不凭外证可也。（《阴证略例》）

按语：本案患者素体饮食积寒，新病发斑、谵语、脉极沉细；《阴证略例》谵言妄语辨：阳证面赤烦躁，脉实；阴证则伴胸背两手斑出如唾血丝，或鼻中微衄，脉虚无力。此人身热发斑，看似是阳热实证，但按之体冷如冰，内寒外热，实为阳虚阴盛之阴证。阳为阴逼，上入于肺，传之皮毛，故斑微出；神不守舍，故错言如狂，非谵语也。投之以姜、附，温阳散寒，使阴退阳回。愈后起行，其狂又发，"阳气者，烦劳则张"，动则阳走于外而复发；中阳不足，寒自内生，阳虚失温，则肌表冷透如冰。此人外走之阳为脾中阳气，而非肾中阳气或肾气欲绝，故投以理中丸温中健脾。故王氏告诫："临证独取诸脉，不凭外证可也。"

理中方中干姜，大辛大热，温脾暖胃，助阳祛寒为君药；阳虚则兼气弱，气旺亦可助阳，故臣以甘温之人参，益气健脾，补虚助阳。君臣相配，温中健脾。脾为中土，喜燥恶湿，虚则湿浊易生，反困脾胃，故佐以甘温苦燥之白术，既健脾补虚以助阳，又燥湿运脾以助生化。甘草与诸药等量，一与参、术以助益气运脾，补虚助阳；二可缓急止痛；三为调和诸药，是佐药而兼使药之用。四药相伍，可温中阳，补脾气，助运化。

案四　格阳戴阳

杨乘六治吴长人，于三月初，身大热，口大渴，唇焦裂，目赤色，两颧娇红，语妄神昏，手冷过肘，足冷过膝，其舌黑滑而胖，其脉洪大而空。一医欲用白虎，杨曰：身虽壮热如烙，而不离覆盖；口虽大渴引饮，而不耐寒冷；面色虽红却娇嫩，而游离不定；舌苔虽黑，却浮胖而滋润不枯。如果属白虎，则更有四肢厥冷而上过乎肘，下过乎膝，六脉洪大，而浮取无伦、沉取无根也。此为格阳戴阳，若用白虎，必立毙矣。遂以大剂八味加人参，浓煎数碗，冷饮，诸证乃退。继以理中加附子、六君加归芍，各数剂调理而愈。（《古今医案按》）

按语：本案例涉及海藏老人《阴证略例》中辨发热的阴证的鉴别：阳证发热则寒热互见，或蒸蒸而热；阴证发热则下利清谷，汗出而厥，四肢拘急，身表热而手触之不热。此案患者身大热却手冷过肘，足冷过膝；虽口大渴，唇焦裂，舌苔黑，却浮胖而滋润不枯，脉洪大而中空。故其辨证属阴寒内盛格阳于头面及阳气外越之发热阴证。

回顾戴阳证指因寒邪内盛，逼阳上越，集于头面，见面红如妆。格阳证指因阴寒内盛，格拒阳气，使阳气不得归位，反而外越，出现一系列寒盛于内，阳浮于外的临床表现。戴阳也是阴寒与阳气格拒，故戴阳证之实质也是格阳；格阳证阳气亦可上浮头面，故格阳证也包含戴阳。两者的区别在于阳气的浮越程度和部位不同，但治疗上同以祛寒为主。本例遂以"热因热用"大剂八味加人参浓煎数碗治疗此真寒假热证，诸证乃退；继以"理中加附子、六君加归芍"，温中祛寒、调理脾胃各数剂调理而愈。阴盛阳脱，服用热药恐引起呕吐，故"冷饮"以同气相求。

白虎汤所治之证为阳明气分热盛证，乃阴虚之体伤寒入里化热内传阳明之经，或温邪由卫及气所致。里热炽盛，故壮热不恶寒；胃热津伤，乃见烦渴引饮；里热蒸腾，逼津外泄，则汗出；脉洪大有力，为热盛于经所致。气分热盛，唯宜清热生津之法。使用白虎汤时应注意：表证未解之无汗发热，口不渴者，或脉见浮细或沉者，或血虚发热，脉洪不胜重按者，或真寒假热之阴盛格阳者，均不可误用。

第三节　学术发微

一、学术理论

（一）创立"阴证"学说

王好古精研《伤寒论》，深知历代医家研究《伤寒论》多详于三阳证而略于三阴证，而《伤寒论》中有关阴证的阐述并没有受到医家的重视。于是王好古吸取张仲景、王叔和、朱肱、许叔微、韩祗和等医家有关阴证的学术观点，创立阴证学说，认为"伤寒古今为一大病，阴证一节害人为尤速"，故特撰《阴证略例》。在此书中，王好古对阴证的病因、证候、诊断和治疗都进行了详尽的阐述，提出了许多独特的见解。

"阴证"的含义，主要是指脾肾阳虚，阴寒内盛。关于阴证的病因，王好古认为主要有内因、外因和不内外因三个方面。内因主要为人体"本气虚"；外因主要为过食生冷、误服凉药，或感受霜露、山岚、雨湿、雾露之气，经口鼻入腹，损伤脾阳；而不内外因则为房劳过度，耗伤真元精气，从而导致阴证。对于三阴证的诊断，主要从色、脉两个方面来辨别。就色诊来说，伤在厥阴肝经则面青黑；伤在少阴肾经则面红赤；伤在太阴脾经则面黄洁。而就脉诊来讲，阴证初得脉象以沉细而疾为主；随着阴证渐深，则六脉沉细息七至；阴证危重时，则六脉附骨取之方有，按之即无，一息八至以上，或不可数。对于三阴证的诊治，王好古提出"洁古既有三阴可下之法也，必有三阴可补之法"。王好古重视温肾，善用附子、干姜以温养脾肾，如正阳散、霹雳散、火焰散、回阳丹、返阴丹等，都是以附子为主药的温肾方剂，再如附子散、肉桂散、白术散等，则为脾肾双补之剂。

（二）发展本草学药学理论

王好古潜心钻研《神农本草经》，发展易水学派的药物归经、升降浮沉等学说，编撰《汤液本草》一书，系统总结药学的精华理论，阐述药物归经、气味、药性，对本草学的发展做出了重要贡献。全书共3卷。其中卷上为总论，载五脏苦欲补泻药味、脏腑泻火药、东垣先生药类法象、东垣先生用药心法，共述药论37篇；卷中、卷下共载常用药物242种，分为草、木、果、菜、米谷、玉石、禽、兽、虫等9部，每一味药皆有述气味、阴阳、归经、功能、主治。该书主要引自元以前诸家之作，达40余家，个人发挥之处题记为"液云"。王好古秉易老、东垣之说，主张风升生、热浮长、湿化成、燥降收、寒沉藏的五行分类法，并记叙了许多个人的用药心得，极具临床参考价值。

1. 发挥药物归经理论和引经报使学说　王好古继承和发展易水学派归经理论和引经报使学说，编撰《汤液本草》一书，全书共收载药物242味，其中多数注明"某经药"或"某引经药"，成为反映易水学派本草学成就的重要书籍。该书系统总结了张元素、李东垣药学理论精要，归纳了药物的气味厚薄、升降浮沉、药物归经及引经报使等学，根据药物气味厚薄，结合五运六气学，制定了六淫病的治疗原则和用药大纲，将其图示于书中。对于药物归经的阐述，《内经》《神农本草经》等书中曾有提及，归经就是指药物对脏腑、经络的相对选择作用。王好古在易水学派前师们的基础上，通过长期的临床实践及研究，应用并完善了张元素的药物归经学说。其在《汤液本草·脏腑泻火药》篇中列举"黄连泻心火，木通泻小肠火，黄芩泻肺火……柴胡泻胆火，白芍泻脾火，石膏泻胃火，知母泻肾火，黄柏泻膀胱火"，发展了药物归经的内容。关于"引经报使"学说，是指有些药物不仅本身可以作用于某经，而且能引导其他药物入该经而发挥作用，是易水学派在药物归经的基础上，根据某些药物对某经的特殊作用所创立的。所谓"引经报使"，在《汤液本草·东垣先生用药心法·东垣报使》篇中有"太阳，羌活，下黄柏；阳明，白芷，升麻，下石膏；少阳，柴胡，下青皮"等，对指导后人临床应用发挥了重要的作用。

（三）创立三焦分治

王好古论治三焦，分为三焦热证与三焦寒证两大独立部分，即"三焦热用药大例"与"三焦寒用药大例"，每一部分均设上、中、下三焦的治疗，气分与血分的治疗，以及通治法，皆附以详备的方剂。

王好古论"三焦热用药大例"，首先指出上、中、下三焦热证的治疗方法。如上焦热，用连翘防风汤、凉膈散等；中焦热，用小承气汤、调胃承气汤等；下焦热，用大承气汤、五苓散、八正散等。其次王好古提出气、血分有热的治方：气分热，用柴胡饮子、白虎汤；血分热，用清凉饮子、桃核承气汤，最后王好古指出通治大热方：三黄丸、黄连解毒汤。

王好古论"三焦寒用药大例",首先指出上中、下三焦寒证的治方,上焦寒用桂附丸、铁刷汤、胡椒理中丸,中焦寒用二气丸、附子理中丸、大建中汤,下焦寒用还少丹、八味丸、大真丹;其次提出治疗气分寒用桂枝加附子汤、桂枝加芍药、人参新加汤,血分寒用巴戟丸、神珠丹;最后列出通治大寒,用大己寒丸、四逆汤。

王好古所倡导的三焦分证对后世温病医家具有重要的启发作用,如后世温病学家吴鞠通,在继承王好古这种以三焦分证的形式对脏腑寒热进行论治的基础上,通过自己丰富的临床实践,认识到温病在发生发展过程中,脏腑的传变和治疗有一定的规律,进而运用三焦进行归纳,从而创立了温病学三焦辨证理论,对后世温病学的发展起到了重要作用。

二、针灸学术思想的现代应用

王好古以阴证学说及方药方面的贡献和造诣最为人所知,周莅莅认为其在针灸理论上亦有贡献。其著作中涉及的针灸内容有数十条之多,尤其是在《此事难知》一书中,比较系统地记载了他在运用五输穴方面的成就。该书中提到了五输穴和原穴"拔源"说应用、五脏补泻运用、伤寒热病针灸法及阴证灸法等,这些对指导针灸临床具有现实意义。

(一)原穴"拔源"说

《此事难知·拔源例》中说:"假令针本经病了,又于本经原穴亦针一针。如补肝经,亦于肝原穴上补一针;如泻肝经,亦于肝经原穴上泻一针。如余经有补、泻,针皆仿此例,亦补泻各经原穴。"其并举例言:"心痛,脉沉,肾原穴;脉弦,肝原穴;涩脉,肺原穴;缓脉,脾原穴。身之前,足阳明原穴;身之后,足太阳原穴;身之侧,足少阳原穴。"此内容中据主证为心痛,结合脉象的浮沉缓数取对应经脉的原穴,据病之部位取相应循行部位的经脉原穴。王氏认为,原穴对本脏腑、本经脉的急、慢、虚、实证又有较好的调治作用,如辨证准确,用补或泻法针刺原穴,对于治疗疾病及巩固治疗效果均有积极作用。刘岱等根据十二原穴的压痛反应治疗耳鸣,并对压痛敏感的原穴与证型进行了相关分析,取得了良好的临床效果。

(二)五行相生相克的针灸补泻原则

王好古在其著作中记载了多种五行传变生克关系的配穴法。如《此事难知·配合例》中记载了防传变的五输配穴法:"假令见肝病,欲实其脾者,先于足太阴经中补土字一针,又补火字一针,后于足厥阴肝经内,泻木字一针,又泻火字一针。"此法根据患者病变脏腑,再利用五行乘侮关系确定可能被传变之脏,选穴时取病经之穴用泻法,传变之经用补法。再如《此事难知·母子例》载:"假令见肝病满闷,淋溲,便难,转筋,又见心病烦心,心痛,掌中热而哕,当于足厥阴肝经内木火二字各一针。"此法即采用针刺先病的母脏之本穴和子穴来治疗,适用于本经虚、实证。邓前对王好古五行相生相克的针灸补泻原则下的十二经脉母子补泻法进行了挖掘整理,对临床有很好的指导与借鉴意义,现介绍如下(表7-1)。

表7-1　基于王好古五行相生相克的针灸补泻原则下的十二经脉母子补泻法

经脉	虚证		实证	
	先补	后泻	先补	后泻
	本经本穴母穴	克经本穴子穴	克经本穴母穴	本经本穴子穴
肺	经渠(金)	大敦(木)	大敦(木)	经渠(金)
	太渊(土)	行间(火)	曲泉(水)	尺泽(水)
大肠	商阳(金)	足临泣(木)	足临泣(木)	商阳(金)
	曲池(土)	阳辅(火)	侠溪(水)	二间(水)
胃	足三里(土)	通谷(水)	通谷(水)	足三里(土)
	解溪(火)	束骨(木)	至阴(金)	厉兑(金)
脾	太白(土)	阴谷(水)	阴谷(水)	太白(土)
	大都(火)	涌泉(水)	复溜(金)	商丘(金)
心	少府(火)	经渠(金)	经渠(金)	少府(火)
	少冲(木)	尺泽(水)	太渊(土)	神门(土)
小肠	阳谷(火)	商阳(金)	商阳(金)	阳谷(火)
	后溪(木)	二间(水)	曲池(土)	小海(土)
膀胱	通谷(水)	阳谷(火)	阳谷(火)	通谷(水)
	至阴(金)	小海(土)	后溪(木)	束骨(木)
肾	阴谷(水)	少府(火)	少府(火)	阴谷(水)
	复溜(金)	神门(土)	少冲(木)	涌泉(木)
心包	劳宫(火)	商阳(金)	商阳(金)	劳宫(火)
	中冲(木)	二间(水)	曲池(土)	大陵(土)
三焦	支沟(火)	经渠(金)	经渠(金)	支沟(火)
	中渚(木)	尺泽(水)	太渊(土)	天井(土)
胆	足临泣(木)	足三里(土)	足三里(土)	足临泣(木)
	侠溪(水)	厉兑(金)	解溪(火)	阳辅(火)
肝	大敦(木)	太白(土)	太白(土)	大敦(木)
	曲泉(水)	商丘(金)	大都(火)	行间(火)

（三）根据五脏选五输穴

陆汛等对王好古《此事难知》中系统记载的五输穴理论进行了整理，认为王好古的五输穴理论在辨病选穴时，先辨明病位脏腑，明确经络所属，再根据患者特征、症状、季节、五脏之色臭味声液、阴阳属性、疾病传变规律进行选穴，制表如下（表7-2）。

表7-2　基于王好古五输穴理论的辨病选穴

病名	肝主色	心主臭	脾主味	肺主声	肾主液
肝病	青→大敦	臊→曲泉	酸→中封	呼→太冲	泣→行间
心病	赤→少府	焦→少冲	苦→少海	言→灵道	汗→神门
脾病	黄→太白	香→大都	甘→隐白	歌→阴陵泉	涎→商丘
肺病	白→经渠	腥→太渊	辛→鱼际	哭→少商	涕→尺泽
肾病	黑→阴谷	腐→复溜	咸→太溪	呻→然谷	液→涌泉

（四）伤寒热病针灸方面

《医垒元戎·阳明证》中记载："有热入血室谵语，阳明病下血谵语者，热入血室，但头汗出，刺期门。又妇人中风，经水适来，谵语，为热入血室，小柴胡汤，刺期门穴。有肝乘脾谵语，伤寒腹满谵语，寸口脉浮而紧，此肝乘脾也，名曰横，刺期门穴。"王氏将《伤寒论》"热入血室"的神昏谵语可刺理论进行了进一步发挥，为历代医家所认可。郝万山教授运用针刺期门穴治疗热入血室证，当病情发作时，找到胸胁下瘀滞的静脉团，针刺放血治疗产后诸疾。卞镝等认为，期门是治疗胸中烦热、胸胁痛支满等症的要穴。郑易炜认为，热入血室取期门为阳病治阴之意，针刺期门疏通肝经气血，清泻入厥阴血分之热邪，使女子经水复来，月经下而解血分之邪热，病症则愈。

（五）阴证多"重灸"说

王好古的阴证，即现代传染病后期寒性衰竭性病证。王氏主张阴证多用灸法，以灸脐下六穴（即神阙、阴交、气海、石门、关元、中极）多见，以温补脾肾，补因冷物、外伤风寒等所不守之阳气。杨娟娇等重灸翳风穴配合悬挂针治疗急性期风寒型周围性面瘫84例，临床疗效优于普通针刺组。

三、心得心悟

典型验案一　中风（脑梗死后遗症）

李某，男，70岁，退休职工，2018年6月初诊。

主诉：右侧肢体活动不利伴言语不清 1 年余。

现病史：患者缘于 1 年前无明显诱因出现右侧肢体活动不利，言语不能，吞咽困难，意识不清，视物模糊，无头晕、头痛，无恶心呕吐，由"120"送至当地医院，查头 CT 示脑梗死，给予扩血管、营养脑细胞等药物治疗后症状略好转，遗留有右侧肢体活动不利，言语不清，后于我院神经外科就诊，查颈部 CTA 示左侧颈内动脉重度狭窄，予以全麻下脑血管造影术、左侧颈内动脉狭窄扩张支架植入术，术后口服波立维等药物治疗，狭窄症状缓解，仍遗留有右侧肢体活动不利，言语不清，遂来我科就诊。现症：右侧肢体活动不利，言语不清，偶有饮水呛咳，口中甜腻，无头晕、头痛，无恶心呕吐，无发热、咳嗽，纳可，寐安，二便调，舌质暗红，苔白腻，脉缓。既往高血压、糖尿病、前列增生、高脂血症、风湿性心脏瓣膜病、二尖瓣置换术、永久性心起搏器植入术史。查体：神清，面色萎黄，言语欠清，反应力、定向力、计算力认知功能减退，瞳孔正大等圆，对光反射灵敏，眼球各方向活动充分自如，无眼震，视野正常，双侧额纹对称，无鼻唇沟变浅，伸舌不偏。肌力分级：右侧上肢近端肌力 2 级，远端肌力 1 级，右侧下肢肌力 5 级，右侧肌张力高，左侧肌力、肌张力正常，右侧手功能 2 级，坐位平衡 2 级。Brunnstrom 分期：右上肢Ⅳ期，右下肢Ⅲ期，右手Ⅲ期。改良 Ashworth 分级：右上肢Ⅱ级，右下肢Ⅱ级，右手Ⅰ级。深浅感觉：右侧肢体深浅感觉减退，右侧共济运动不能完成。双下肢无水肿。巴宾斯基征（+），查多克征（+），奥本海姆征（+），戈登征（-），颈强直（-），凯尔尼格征（-），布鲁津斯基征（-），指鼻试验、跟-膝-胫试验不配合，余生理反射存在，病理反射末引出。

西医诊断：脑梗死后遗症。

中医诊断：中风，痰瘀阻络证。

治则：化痰健脾，祛瘀通络。

针刺处方：风池、风府、中脘、血海、哑门、大椎、太冲、合谷、天枢、手三里、四神聪、太白、隐白、大都、阴谷、涌泉。温和灸气海、关元、中极。留针 40 分钟，太白、大都行补法，阴谷、涌泉行泻法。针后给予温和灸。针刺和灸法每周 5 次。采用一般出针法出针。

治疗 8 周后，患者右侧肢体肌力有所改善，肌张力较前降低。又依前法巩固治疗 8 周，共治疗 16 周，患者病情好转，改良 Ashworth 分级：右上肢Ⅲ级，右下肢Ⅲ级，右手Ⅰ级。深浅感觉：右侧肢体深浅感觉较前好转。现患者间断来我科治疗，改良 Ashworth 分级示右上肢Ⅲ级、右下肢Ⅲ级、右手Ⅰ级，右侧肢体深浅感觉尚可。

按语：此例患者属脑梗死后遗症，患者本身有颈内动脉狭窄，以致脑部供血障碍，患病初期未做处理，加之患者既往基础疾病严重，结合患者体质因素，可能导致病情迁延难愈，恢复缓慢。患者辨证为痰瘀阻络，因其年老多病，脏腑渐衰，脾失健运，脾胃为生痰之源，聚湿生痰，日久成瘀，痰瘀阻滞经络，其病位在脑，涉及脾胃，乃本虚标实之证。故针刺处方以调督健脾为大法，取风池、风府祛风化痰，取合谷、三里、天枢、中脘是从阳明经论治，激发并疏通阳明经气，健脾和胃，扶正祛邪。取血海、太冲是以活血理气通络，大椎是以调督脉。据王氏原穴拔源之说，脉缓时，取脾之原穴（太白）。据王好古十二经脉母子补泻法，该例属虚证，脾土既虚，土气虚，水气实，据五行乘侮关系，所以补土培虚，伐水泻实，防水气克土气。病经之穴用补法，补脾经本穴母穴，即补太白（本穴）、大都（母穴）；传变之克经行泻法，泻肾经本穴子穴，即泻阴谷（本穴）、涌泉（子穴）。依据王氏五输穴之五化叠元法，口中甜腻，甘味五行属土，五脏属脾，因此所病在脾，取脾经之穴，脾主味，则取脾经井穴（隐白）。患者属脑梗死后遗症，同阴证之"阳气不守"，故可据王氏"阴证多重灸"之说，灸气海、关元、中极，以温补脾肾，扶正祛邪。临床上以调督针法为基础，加之王氏针灸之说，在调督扶正的基础上，结合五输穴五行生克传变配穴及灸法，在脑梗死后遗症此类病程长、疗效慢的顽疾治疗中，常能获得良好效果。

典型验案二　眩晕（后循环缺血）

张某，女，68岁，退休职工，2018年11月初诊。

主诉：头晕3天。

现病史：患者缘于3天前无明显诱因出现间断头晕，伴恶心、呕吐，视物旋转，头晕与变换体位有关，每次持续几小时不等，无言语不利，无视物模糊，无肢体活动不利及感觉异常，于当地查MR头颅平扫示颅内多发缺血灶、部分软化灶、脑萎缩，SWI示右额叶异常信号，考虑微出血灶，DWI未见明确高信号，符合颅脑MRA动脉硬化改变，右侧颈内动脉虹吸段局限性狭窄，遂就诊于我科。现症：间断头晕，伴恶心、呕吐，视物旋转，头晕与变换体位有关，每次持续几小时不等，无言语不利，无视物模糊，无肢体活动不利，无胸闷、心慌，纳少，偶有口苦，夜寐欠安，二便调，舌质暗红，苔色薄黄，苔质腻，脉弦滑。查体：神清，语利，高级皮层功能正常，双侧瞳孔正大等圆，直径3mm，对光反射灵敏，双侧眼球各项运动充分自如，无眼震及复视，示齿口角居中，双侧软腭上抬对称有力，悬雍垂居中，咽反射对称存在，伸舌居中。四肢肌力5级，肌张力正常，四肢腱反射对称（+），双侧霍夫曼征（-），双侧掌颏反射（-），双侧巴宾斯基征（-），双侧查多克征（-），指鼻试验正常，跟-膝-胫试验正常，两肢体针刺对称存在，颈软无抵抗，凯尔尼格征（-）。

西医诊断：后循环缺血。

中医诊断：眩晕，痰瘀阻窍证。

治则：化痰健脾，醒脑开窍。

针刺处方：风池、风府、中脘、太冲、合谷、天枢、手三里、四神聪、足三里、丰隆、太白、大都、阴谷、涌泉、少海。留针40分钟，太白、大都行补法，阴谷、涌泉行泻法。针刺和灸法每周 5 次。采用一般出针法出针。

治疗 1 周后，患者头晕症状改善，偶有恶心、呕吐，无视物旋转。又依前法巩固治疗 1 周，患者头晕症状消失，无恶心、呕吐，纳可。

按语： 此例患者属后循环缺血。病之初起，来势之急，症状较重，且有 DWI 明确诊断，非急性脑梗死，可行针刺治疗。患者辨证为痰瘀阻窍，患者饮食不节，损伤脾胃，运化失健，水湿运行阻滞，则结成痰浊，痰瘀阻络影响气机升降运行，脑窍闭阻，发为眩晕。四诊合参，其病位在脾胃脑窍，病性属本虚标实。故针刺处方以调督健脾为大法，取风池、风府祛风化痰，取合谷、三里、天枢、中脘是从阳明经论治，激发并疏通阳明经气，健脾和胃，扶正祛邪，辅以丰隆化痰湿。据王氏原穴拔源之说，脉弦时，取肝经之原穴（太冲）。据王好古十二经脉母子补泻法，该例属虚证，脾土既虚，土气虚，水气实，据五行乘侮关系，所以补土培虚，伐水泻实，防水气克土气。病经之穴用补法，补脾经本穴母穴，即补太白（本穴）、大都（母穴）；传变之克经行泻法，泻肾经本穴子穴，即泻阴谷（本穴）、涌泉（子穴）。依据王氏五输穴之五化叠元法，口苦，苦味五行属火，五脏属心，所病在心，取心经之穴，脾主味，则取心经合穴（少海）。此患者属病之初起，虽本虚标实，但需补泻并用，王氏十二经脉母子补泻法在对穴位的配伍选择上给出了临床参考且有确切疗效。王氏针灸学说的临床实用性在此例可见一斑。

典型验案三　头痛（神经血管性头痛）

白某，女，57 岁，退休职工，2019 年 3 月 19 日初诊。

主诉：间断头痛 10 年，头昏沉伴四肢乏力半月余。

现病史：患者于 10 年前无明显诱因出现头痛，此后反复发作，自行口服复方氨酚烷胺颗粒，服后头痛均能缓解。2019 年 2 月患者感冒，输液治疗 7 天后出现头痛，程度较前加重，自述头紧箍感，恶心，无呕吐，发作时伴全身麻木、四肢抖动，持续近 1 小时后症状自行缓解，后于某医院就诊，行头颅 CT 检查示无明显异常，输泮托拉唑钠、补钾等治疗，自觉症状缓解，无住院治疗。回家第二天患者症状再次发作，上午头痛、麻木，无肢体抖动，持续近 1 小时，下午头痛较上午程度重，持续近 1 小时，于河北医科大学第二附属医院门诊就诊，查 MR 头颅 MRV 示"左侧颈内静脉、乙状窦、横窦较对侧变细，显影浅淡；考虑发育所致，请结合临床，建议 MRI 平扫检查"，给予口服木丹颗粒、龙血通络胶囊治疗，疗效欠佳，遂于今日来我院就诊，为进一步系统诊治收入院。现症：头痛伴昏沉感，四肢乏力、恶心、兴趣减低，无呕吐，无肢体活动不利，无言语不清，纳欠佳，近一月体重减轻 5kg，寐欠安，难入睡，易醒，二便调，舌淡红，苔白腻，脉弦滑。平素健康状况一般，既往否认脑梗死、高血压、糖尿病、冠心病，否认肝炎、结核或其他传染病史，预防接种史不详，青霉素过敏史，否认食物过敏史，否认外伤史，20 年前于阜平县医院行阑尾炎切除术，否认输血史。查体：神清，语利，高级皮层功能正常，双侧瞳孔正大等圆，直径 3mm，对光反射灵敏，双侧眼球各项运动充分自如，无眼震及复视，两侧额纹、鼻唇沟对称，示齿口角无偏斜，双侧软腭上抬对称有力，悬雍垂居中，咽反射对称存在，伸舌居中。四肢肌力 5 级，肌张力正常，四肢腱反射对称（−），双侧霍夫曼征（−），双侧掌颏反射（−），双侧巴宾斯基征（−），双侧查多克征（−），双侧指鼻试验稳准，双侧跟-膝-胫试验稳准，龙贝格征（−），两侧肢体针刺觉对称存在，颈软无抵抗，凯尔尼格征（−），布鲁津斯基征（−）。

西医诊断：神经血管性头痛。

中医诊断：头痛，风痰上扰证。

治则：健脾燥湿，祛风化痰。

处方：半夏白术天麻汤加减。半夏 9g，防风 9g，天麻 6g，茯苓 6g，白术 15g，芍药 12g，陈皮 9g，酸枣仁 10g，柴胡 10g，川芎 9g，甘草 6g，生姜 6g，大枣 6 枚。

2 周后患者未诉头痛，无明显头昏沉，四肢乏力感不明显，兴趣减低程度稍改善，无恶心呕吐，无肢体活动不利，无言语不清，纳可，寐一般，易醒，二便调。

按语：患者发病日久，且平素饮食失节，故脾胃虚弱。脾失运化，痰浊内生，阻塞气机，浊阴不降，清窍被蒙而致头痛；气血运化不利，四肢失养，故见乏力；舌淡红，苔白腻，脉弦滑均属风痰上扰之证。故取半夏白术天麻汤加减以健脾燥湿，祛风化痰。方中半夏燥湿化痰，降逆止呕，天麻平肝息风，防风祛风解表胜湿。《脾胃论》记载"足太阴痰厥头痛，非半夏不能疗；眼黑头眩，风虚内作，非天麻不能除"，王氏《汤液本草·用药凡例》亦载"凡诸风，以防风为君，随治病为佐"，故三者者共为君药。患者因脾胃虚弱而致四肢乏力，《汤液本草》中"如脾胃受湿，沉困无力……去痰，用白术"，且茯苓为"气之薄者，阳中之阴"能利水而泻下，故取白术、茯苓为臣药，健脾祛湿以治生痰之源。另参合患者脉象取柴胡以泻胆火，白芍以泻脾火，佐以陈皮理气化痰，气顺则痰消，川芎为治头痛之要药，且长于少阴厥阴头痛，为"分经论治"之基本结构。患者夜寐不安，故取酸枣仁以安神，使以甘草调和诸药；煎加生姜、大枣以调和脾胃。诸药相配，则中焦脾阳得复，痰浊得散，其头痛自除。

参 考 文 献

[1] 高希言. 各家针灸学说 [M]. 北京：中国中医药出版社，2016.

[2] 严世芸. 中医各家学说 [M]. 北京：中国中医药出版社，2017.

[3] 周苤苤. 王好古对针灸学的贡献 [J]. 吉林中医药，2006，26（2）：35-36.

[4] 王新智. 王好古学术思想探讨 [J]. 福建中医学院学报，2004（3）：37-39.

［5］贾云芳．王好古《此事难知》学术思想以及与李东垣学术渊源关系的研究［D］.
石家庄：河北医科大学，2010.

［6］邓前．王好古"配合例"的挖掘整理［J］.大同医学专科学校学报，2002（2）：
25-26.

［7］王好古．阴证略例［M］.北京：中国医药科技出版社，2011.

［8］汪昂．医方集解［M］.沈阳：辽宁科学技术出版社，1997.

［9］李东垣．内外伤辨惑论［M］.北京：人民卫生出版社，2007.

［10］张仲景．伤寒论［M］.北京：人民卫生出版社，2005.

［11］李冀．方剂学［M］.第9版．北京：中国中医药出版社，2012.

［12］李文华．议王好古论治阴证之特点［J］.中国医药导报，2012，9（26）：108-109.

［13］张沁园．王好古学术特色浅议［J］.中国中医药现代远程教育，2014，12（5）：
17-19.

［14］李凯，郑丰杰，洪原淑．王好古三焦分证对温病学的影响［J］.中华中医药学
刊，2007（6）：1242-1243.

［15］刘岱，田珊珊，解秸萍，等．耳鸣患者原穴的压痛反应与中医证型的相关性研究
［J］.浙江中医药大学学报，2017（6）：523-527.

［16］陆汛，黄建军．王好古对五输穴理论的贡献［J］.陕西中医，1996，17（4）：
186-187.

［17］卞镝，隋月皎，田辉．伤寒论期门穴应用探究［J］中国针灸，2018，38（4）：
387-389.

［18］郑易炜．《伤寒论》对针刺期门的运用［J］.河南中医，2017，37（6）：938-939.

［19］杨娟娇，邵瑛，杨原芳，等．重灸翳风穴配合悬挂针治疗急性期风寒型周围性面
瘫的临床观察［J］.中国中医急症，2019，（9）：1633-1635.

第八章 罗天益

第一节 医家传略与针灸学术思想

一、罗天益传略

罗天益，字谦甫，元代真定藁城（今河北省正定县）人，约生活于1220—1290年。罗氏治学，精研经典，重视实践，师事李杲，旁参诸家，博采众长，是一位既精理论，又善实践的医家。罗氏从李东垣学医十余年，潜心钻研，对东垣的学术思想有颇为深透的理解和阐发，为当时颇负盛名的医学家。入元后，罗氏曾任职太医，先后"从军""随军"，为元军服务，并几次奉诏到六盘山，为丞相及长官等治病，故其晚年所治患者多为上层人物及蒙古王公。

《卫生宝鉴》，刊于1281年，全书共24卷，另补遗1卷。其中卷一至卷三为"药误永鉴"，意为"知前车之覆，恐后人蹈之也"，大致包括无病服药易伤其正、用药无据玩忽人命、滥用苦寒损伤脾土、古方名实须当详辨等临床上值得注意的问题；卷四至卷二十为"名方类集"，共记载方剂700余首；卷二十一为"药类法象"，按药物的气味、质地、作用进行分类，并详细论述109种药物的功用主治、配伍及炮制等；卷二十二至卷二十四为"医验纪述"；另补遗一卷，为后世重刊时所增，主要收载一些治疗内伤、外感的经验方。本书理法俱备，选方精当，并有验案48例，其中24例为与针灸有关的病案，充分反映了罗氏的学术思想和临床经验。

此外，罗氏尚著有《内经类编》，又名《内经类编试效方》，已佚。

二、针灸学术思想

罗天益曾学针法于窦汉卿，故《卫生宝鉴》含有大量的针灸内容，例如卷二有"灸之不发"，卷七有"中风刺法与中风针法"，其中前者包括"大接经从阳引阴治中风偏枯""大接经从阴引阳治中风偏枯"，后者包括"半身不遂""失音不语""黄帝灸法"。卷八"中风灸法"包括"灸风中脉口眼㖞斜""灸风中腑手足不遂等疾""灸风中脏气塞涎上不语昏危下火立效"。卷九包括"灸承浆穴法""疬风刺法并治验"。卷十有"灸雀目疳眼法"。卷十二有"灸一切呃逆法"。卷十三有"灸瘤子法"。卷十五有"灸腰痛法""张仲文传神仙灸法"。卷十六有"灸大椎穴法""葱熨法治验"。卷十七有"灸小便不通方"。卷十八有"灸妇人崩漏及诸疾""灸中庭穴法"。卷十九有"灸慢惊及脐风撮口癫痫风痫惊痫等疾""灸癖积法""灸疳瘦法""灸吐乳法""灸吐泻脱肛法"。卷二十"针法门"记载"流注指要赋""离合真邪说""针有补泻法"等内容。

（一）灸引阳气"壮脾温胃"

罗氏师承东垣，认为脾胃是元气之源，脾胃衰则元气衰，元气衰则百病生。《卫生宝鉴》所载 16 例与灸法有关的医案中，有 12 例与脾胃密切相关，说明他治病善用灸法以壮脾温胃补中益气，补充了东垣针法的不足之处。

灸补脾胃的主方由中脘、气海、足三里穴组成，并随证加减。罗氏选择此三穴是因为中脘是胃募，又为腑会，灸之能"引清气上行"，助脾胃化生气血，可以治疗脾胃相关疾病；气海位居下焦，为补气要穴及人体强壮保健要穴，灸之能"生发元气，滋养百脉，长养肌肉"，能够治疗一切气虚之证；足三里乃胃之合穴，灸之"助胃气，撤上热，下交阴分"，主降浊，对脾胃相关疾病效果显著。因足阳明胃经循行于胸腹部，历行上中下三焦，故三穴合用可通调三焦气机，共奏补益脾胃、升发中气、调和阴阳之功。《卫生宝鉴·胃脘当心而痛治验》记载艾灸中脘、气海、足三里治疗崔云卿脾胃虚寒证胃脘痛医案，说明艾灸能除温胃散寒。

罗氏还能根据病情随证灵活运用。《卫生宝鉴·泄痢门·结阴便血治验》记载真定总管史侯男十哥患便血，内服平胃地榆汤，灸中脘三七壮，次灸气海百余壮，"灸则强食生肉，又以还少丹服之，则喜饮食，添肌肉。至春再灸三里二七壮，壮脾温胃，生发元气，此穴乃胃之合穴也。改服芳香之剂，戒以慎言语，节饮食，良愈"。

（二）善用针刺泻血排脓治疗诸证

罗氏继承发展《内经》"血实者宜决之"的理论，在李东垣、张元素、张璧刺血针法的基础上，善用三棱针、锐针、砭刺、燔针等泻血排脓，具有通络止痛、开泄邪热、活血排毒的功效，应用于外感病、阳热病证、阴证。一般而言，针刺出血治疗阳证、热证、实证、痛证，用燔针开决排脓或以锐针刺其肿上治疗阳证、寒证、热证。《卫生宝鉴》记载 9 例以针刺为主的医案中，有 8 例属阳热病变，其中 6 例分别用了三棱针、锐针、砭刺、燔针治疗。

如《卫生宝鉴·北方香港脚治验》云："中书粘合公，年四旬有余，躯干魁梧。丙辰春，从征至扬州北之东武隅，香港脚忽作，遍身肢体微肿，其痛手不能近，足胫尤甚，履不任穿。跣以骑马，控两镫而以竹器盛之，以困急来告……予思《内经》……又云诸痛为实，血实者宜决之"，故"以三棱针数刺其肿上，血突出高二尺余……其色紫黑，顷时肿消痛减"。又《卫生宝鉴·风痰治验》记载："参政杨公七旬有二，宿有风疾。于至元戊辰春，忽病头旋眼黑，目不见物，心神烦乱，兀兀欲吐，复不吐，心中如懊恼之状，头偏痛，微肿而赤色，腮颊亦赤色，足胻冷。命予治之，予料之，此少壮之时，喜饮酒，久积湿热于内，风痰内作，上热下寒……参政今年高气弱，上焦虽盛，岂敢用寒凉之剂损其脾胃。经云：热者疾之。又云：高巅之上，射而取之。予以三棱针约二十余处刺之，其血紫黑，如露珠之状，少顷，头目便觉清利，诸证悉减。"

除用三棱针外，罗氏还有用锐针治疗疠风。《卫生宝鉴·诸风门·疠风刺法并治验》记载："段库使病大风，满面连颈及痒，眉毛已脱落……治之当刺其肿上，以锐针针其处，按出其恶气，肿尽乃止。"罗氏用砭刺泻血治疗红肿热痛，如《卫生宝鉴·病有远近治有缓急》记载一患者腹痛肠鸣，自利约五十余日，咽嗌肿痛，耳前后亦肿，舌本强，语言艰难，诊得脉浮数，按之沉细而弦，"遂砭刺肿上，紫黑血出，顷时肿热大消"。罗氏用燔针开决排脓治疗脓已成的疮疽，如《卫生宝鉴·舍时从证》云："至元壬午五月二十八日，王伯禄年逾五旬有七，右臂膊肿盛，上至肩，下至手指，色变，皮肤凉，六脉沉细而微，此乃脉证俱寒。予举疡医孙彦和视之，曰：此乃附骨痈，开发已迟，以燔针起之，脓清稀解……"

总之，罗天益善用三棱针、锐针、砭刺、燔针等多种针具治疗疾病，且病证不同，所用针具及刺血部位皆有所差异，但临床疗效显著，为后世医家应用刺血疗法提供了参考。

（三）针灸药并用

罗氏治疗疾病，并不局限于仅用一种疗法，绝大多数是针药或灸药或针灸药并用，体现了罗氏的针药并用观。该观点是在整体观念、辨证论治理论的指导下，首先辨证，即辨清阴阳、表里、寒热、虚实，然后依据病证的情况灵活治疗。针灸多用于腠理、经络之病，调其外；药物多用于脏腑之病，调其内。两者相兼，内外合治。

应用针灸药并用的方法可以治疗多种疾病，如《卫生宝鉴·风中腑兼中脏治验》应用大接经法通经活络，针灸肩井、灸尺泽缓解上肢疼痛，中药应用冲和汤加减治本，清肺饮子补肺养胃宁心。再如《卫生宝鉴·上热下寒治验》治疗寒热错杂证，"中书右丞姚公茂，六旬有七，宿有时毒。至元戊辰春，因酒病发，头面赤肿而痛，耳前后肿尤甚，胸中烦闷，咽嗌不利，身半以下皆寒，足胻尤甚，由是以床相接作炕，身半以上卧于床，身半以下卧于炕，饮食减少，精神困倦而体弱"，诊脉象"脉浮数，按之弦细"。罗氏诊为"上热下寒证"，急则治其标，先砭射肿热处出血，消肿止痛；再灸气海退下焦阴寒，灸三里治足胻冷；最后予既济解毒汤，泻其上热，并驱热而下，配合针灸的作用，很快将此病治愈。《卫生宝鉴·鼻中诸病并方》云："清肺饮子，治衄血、吐血久不愈，服此药，以三棱针刺气冲穴出血，立愈。五味子（十个），黄芪（一钱），当归身、麦门冬（去心）、生地黄、人参（各半钱），上为粗末，都作一服，水二盏，煎至一盏，去渣温服，不拘时候。"说明刺血疗法配合中药也可治疗虚证。

这种针灸药并用的方法，既发挥了针灸的治疗作用，又可发挥药物的效能，内外通达，协调阴阳，从而提高临床疗效。

（四）倡导大接经法治疗中风

"大接经法"出自《卫生宝鉴·中风门·中风刺法》，包括"大接经从阳引阴治中风偏枯""大接经从阴引阳治中风偏枯"，是专治中风偏枯的一种特殊配穴法。"从阳引阴"法，是从足太阳井穴至阴开始，依次取足少阴涌泉、手厥阴中冲、手少阳关冲、足少阳窍阴、足厥阴大敦、手太阴少商、手阳明商阳、足阳明厉兑、足太阴隐白、手少阴少冲、手太阳少泽，刺完十二经。"从阴引阳"法，是从手太阴井穴少商开始，依次取手阳明商阳、足阳明厉兑、足太阴隐白、手少阴少冲、手太阳少泽、足太阳至阴、足少阴涌泉、手厥阴中冲、手少阳关冲、足少阳窍阴、足厥阴大敦，刺完十二经。"接经"有"接气通经""通经接气"的含义。"大接经法"，实质上就是取用十二井穴，井穴在"根结"理论中被认为是经脉之根，突出四肢末端穴位对脏腑疾病的远治作用，尤其井穴是表里阴阳经交接处，可以沟通表里阴阳，协调脏腑功能。

罗天益有三则大接经法医案，均为既中脏又中腑医案，既可用于急性期，也可应用缓解期，如《卫生宝鉴·风中脏治验》云："真定府临济寺赵僧判，于至元庚辰八月间患中风，半身不遂，精神昏愦，面红颊赤……又刺十二经之井穴，以接经络。翌日不用绳络，能行步……戒之慎言语，节饮食，一年方愈。"《卫生宝鉴·药误永鉴·用药无据反为气贼》云："曹通甫外郎妻萧氏……春月忽患风疾，半身不遂，语言謇涩，精神昏愦……予刺十二经井穴，接其经络不通，又灸肩井、曲池。详病时月，处药服之，减半……明年春，张子敬郎中家见行步如故。"前两则医案均为中风既中脏又中腑医案，第三例顺德府张耘夫，右肩臂痛无力，肌肉萎缩多汗，罗天益先刺十二经之井穴，再先针后灸肩井穴二七壮，使发疮，肌肉渐丰、汗少，微有力时，再灸肩井、尺泽各二十八壮，渐愈。此例罗天益使用大接经法已是发病后半年，意在"使经络通和"。此三则医案验证了大接经法的效果，扩大了大接经法的应用范围。

综上所述，罗天益尊崇《内经》，师承东垣，博采众家之长，继承发展东垣脾胃学说，重视脾胃内伤，善用三棱针、锐针、燔针等针具泻血排脓，针灸药辨证施治，其"大接经法"治疗中风偏枯等学术思想为后世产生了极大的影响。

第二节　临床举隅

罗天益《卫生宝鉴》所载医案颇丰，其治疗方案特点也较为鲜明，除继承李东垣重视后天脾胃的重要思想外，治病方案常针、灸、药三者并用，各取所长，优势互补，不拘泥一方一法，在临证中往往能取得奇效。此外，罗氏还重视对疾病虚实、寒热的准确把握，以准确遣方用药。以下选取《卫生宝鉴》5个病案，遵从原意，结合现代研究应用形成按语，为临床应用提供思考。

案一　虚中有热治验

建康道按察副使奥屯周卿子，年二十有三，至元戊寅三月间病发热，肌肉消瘦，四肢困倦，嗜卧盗汗，大便溏多，肠鸣不思饮食，舌不知味，懒言语，时来时去，约半载余。请予治之，诊其脉浮数，按之无力，正应王叔和浮脉歌云，脏中积冷荣中热，欲得生精要补虚。先灸中脘，乃胃之经也，使引清气上行，肥腠理；又灸气海，乃生发元气，滋荣百脉，长养肌内；又灸三里，为胃之合穴，亦助胃气，撤上热，使下于阴分；以甘寒之剂泻热，其佐以甘温，养其中气；又食粳米、羊肉之类，固其胃气；戒于慎言语，节饮食，惩忿窒欲，病气日减。数月，气得平复。逮二年，肥盛倍常。（《卫生宝鉴》）

按语：其人二十有三，年少体壮，症见发热、肌肉消瘦、四肢困倦、嗜卧盗汗、大便溏多、不思饮食、食不知味、少气懒言。根据症状可见为中焦虚弱之证。脾胃虚弱，无权运化饮食水谷则便溏泄泻，饮食不思，食之无味，少气懒言。且脾主肌肉四肢，饮食不入，精微不得布散，肌肉四肢无以荣养，因而四肢困倦，肌肉瘦削。此外又见发热之症，脉象浮数，结合脾胃虚弱之象，故断定为虚中有热之证，治疗当以温中补虚、甘寒泻热，以达标本兼治之效。取穴中脘、气海、足三里以灸之。其中中脘穴属胃募，有健脾和胃、疏利中焦气机、补益中气、疏理中气之效。气海穴又名"脖胦"，为人体元阴元阳之所在。足三里是足阳明胃经之合穴，多气多血，且"合治内腑"。诸穴合用，可温中补虚，合甘寒之剂泻热，达到健脾和胃、疏利中焦气机、补益中气的目的。

案二　中风治验

予自五月间，口眼㖞斜，灸百会等三穴，即止。右手足麻无力，灸百会、发际第七穴，得愈。七月气塞涎上不能语，魂魄飞扬，如堕江湖中，顷刻欲绝，灸百会、风池等左右颊车二穴，气遂通，吐涎半碗，又下十余行，伏枕半月，遂平复。自后凡觉神思少异于常，即灸百会、风池等穴，无不立效。（《卫生宝鉴》）

按语：此罗氏中风灸法，用于自身而获效之例。五月中风，口眼歪斜，右手足无力，七月又见气塞涎上，神思异常，皆为中风之症，罗氏取穴百会、风池施灸，调动一身阳气，又以风池穴祛风散邪，吐涎下利后，病邪得除。百会穴位于头部，头为诸阳之会，为各经脉气会聚之处，具有醒脑开窍、升阳举陷之功。罗氏治疗中风取穴百会、风池艾灸能醒脑开窍，调节情志，疏风解表，清脑安神，聪耳明目，纠正中风口歪眼斜、流涎和神志等症状。

案三　右肩臂痛治验

安抚初病时，右肩臂膊痛无主持，不能举动，多汗出，肌肉瘦不能正卧，卧则痛甚。经曰：汗出偏沮，使人偏枯。予思《内经》云，虚与实邻，决而通之；又云留瘦不移，节而刺之，使经络通和，血气乃复；又言陷下者灸之，为阳气下陷入阴中。肩膊时痛，不能运动，以火导之，火引而上，补之温之，已上证皆宜灸刺。谓此先刺十二经之井穴，于四月十二右肩臂上肩井穴内，先针后灸二七壮；及至疮发，于枯瘦处渐添肌肉，汗出少，肩臂微有力。至五月初八，再灸肩井，次于尺泽穴各灸二十八壮，引气下行，与正气相接；次日臂膊又添气力，自能摇动矣。时值仲夏，暑热渐感，以清肺饮子补肺气，养脾胃，定心气。（《卫生宝鉴》）

按语：此是罗氏先刺井穴通经泻热，后灸臂穴引气下行，先针后灸之例。患者右肩臂痛不能举，卧而痛甚，又见肩臂汗出，肌肉瘦削。分析病情，"不通则痛，不荣则痛"，右肩臂痛则必气血不通，汗出当有脏腑之气虚损，因此正虚与邪实夹杂。正虚不甚当先泻实邪，先刺十二经之井穴用以通经泻热，泻其实邪，而后于右肩臂上肩井穴先针后灸，再于左右尺泽施灸，引气下行，温阳通络；其后以清肺饮子补益肺脾之气，肺脾得补，汗出渐少，肌肉渐增，病渐愈。因此，在临床上，若病情虚实错杂，而不辨虚实，治疗单用一方一法，往往主次不分，疗效不佳。因此对于疾病的治疗要明辨虚实，要考虑多种治疗方法综合治疗，各取其所长以获得最佳疗效。尺泽属于手太阴肺经，是五输穴的合穴。合穴位于四肢肘膝关节附近，是脏腑经络气血循环留聚之处。肩井穴是足少阳胆经的常用腧穴之一，且肩井穴为多条经脉交会之穴，即手少阳、足少阳、足阳明、阳维之会，连入五脏，具有祛风通络、行气止痛、消肿散结、通经下乳、催产下胎的作用，能调节人体气血阴阳。本病症见右肩臂痛，罗氏明辨虚实，诊断其必正虚与邪实夹杂，气血不通且脏腑之气虚损。因此，正虚不甚当先泻实邪；而后引气下行，温阳通络；最后以清肺饮子补益肺脾之气，补益脏腑虚损，肺脾得补，汗出渐少，肌肉渐增，病渐愈。针灸药并用，补虚泻实，效如桴鼓。

案四　葱熨法治验

真定一秀士，年三十余，体本弱，左胁下有积气，不敢食冷物，得寒则痛，或呕吐清水，眩晕欲倒，目不敢开，服辛热之剂则病退。延至甲戌初秋，因劳役及食冷物，其病大作，腹痛不止，冷汗自出，四肢厥冷，口鼻气亦冷。天益思《内经》云：寒气客于小肠膜原之间，络血之中，血滞不得注于大经，血气稽留不得行，故宿昔而成积矣。又寒气客于肠胃，厥逆上出，故痛而呕也。诸寒在内作痛，得热则痛立止。罗谦甫欲予药服之，药不得入，见药则呕。遂以熟艾约半斤，白纸一张，铺于腹上，纸上摊艾令匀。又以慭葱数枝，削成两半，铺于熟艾上数重。再用白纸一张覆之，以慢火熨斗熨之，冷则易之。初熨时得暖则痛减，大暖则痛止。至夜得睡，翌日再予对证药服之，良愈。（《卫生宝鉴》）

按语： 以上医案为阴寒内盛之证，真定秀士腹痛不止、四肢厥冷、冷汗自出诸症，乃因阴寒内盛而致阳虚欲脱。本以汤剂服之，而阴寒过盛，拒不纳药，药不得入，故以葱熨灸之。葱熨法长于温里散寒，罗天益选葱熨腹部脐下，温阳散寒，回阳固脱。葱熨之法类似于现在的隔药灸，以艾叶温经散寒、艾烟走窜之性载葱之温阳之功，共奏温阳散寒之效。罗天益用葱熨法治疗本病阴寒内盛之证，充分发挥了艾灸温热效应与葱的温阳散寒作用，巧妙地解决了因阴寒过盛而拒不纳药的问题，其提供的治疗方法从古代到现代都具有临床参考意义，值得深思。

案五 上热下寒治验

中书右丞姚公茂，六旬有七，宿有时毒。至元戊辰春，因酒病发，头面赤肿而痛，耳前后肿尤甚，胸中烦闷，咽嗌不利，身半以下皆寒，足胻尤甚，由是以床相接作炕，身半以上卧于床，身半以下卧于炕，饮食减少，精神困倦而体弱。命予治之，诊得脉浮数，按之弦细，上热下寒明矣。《内经》云：热胜则肿。又曰：春气者病在头。《难经》云：蓄则肿热，砭射之也。盖取其易散故也，遂于肿上约五十余刺，其血紫黑如露珠之状，顷时肿痛消散。又于气海中火艾炷灸百壮，乃助下焦阳虚，退其阴寒。次于三里二穴，各灸三七壮，治足冷，亦引导热气下行故也。遂处一方，名曰既济解毒汤，以热者寒之。然病有高下，治有远近，无越其制度。以黄芩、黄连苦寒酒制炒，亦为因用，以泻其上热以为君，桔梗、甘草辛甘温上升。佐诸苦药以治其热。柴胡、升麻苦平，味之薄者阳中之阳，散发上热以为臣。连翘苦辛平，以散结消肿。当归辛温和血止痛。酒煨大黄苦寒，引苦性上行至巅，驱热而下以为使。投剂之后，肿消痛减，大便利，再服减大黄，慎言语，节饮食，不旬日良愈。（《卫生宝鉴》）

按语： 右丞姚公茂，年近七旬，素有时毒，病以饮酒而发，上以头面红肿而痛，下身皆寒，以足胻为甚，罗氏诊为上热下寒证。参照《内经》《难经》而言，红肿而痛是为热盛、蓄血，当以刺血而出。此外，《灵枢·九针十二原》云："虚则实之，满则泄之，菀陈则除之。"《素问·针解》亦云："菀陈则除之者，出恶血也。"故罗氏砭刺以出恶血，蓄血得出，红肿得消。其后又施灸气海、三里，施灸气海可驱中焦阴寒，温复阳气；三里为胃经合穴，下行足踝、足背，导引阳气下行足胻，以温阳散寒。其后再以汤剂泻上热、祛下寒，灸药并用，效如桴鼓。

第三节　学术发微

关于罗天益的针灸学术思想已见医家传略之中，但是其对于中医的研究不限于此。这里所阐述的内容是罗天益除针灸学术观点之外的学术理论，以期全面反映其学术思想及其现代人的临床应用，最后结合笔者的个人体会，撰写心得心悟，以典型医案和按语结合的形式分享学术体会和临证经验。

一、学术理论

（一）传承东垣发展脾胃学说

罗天益阐发脾胃理论，以《内经》为宗，继承李杲又有所发挥。脾主运化，胃主受纳腐熟水谷，在五行中，脾属土，而土位居中央，四方兼顾，土能生长以滋养万物。胃与脾，一阳一阴，互为表里，脾与胃共同参与饮食的消化吸收。《内经》所云"脾胃者，仓廪之官，五味出焉"，将脾胃的受纳运化功能比作仓廪，可以摄入食物，并输出精微营养物质以供全身之用。人以水谷为本，而脾胃又是受纳水谷、运化精微营养物质的重要器官，可见脾胃在人体占有极为重要的位置。李杲根据《素问》所言"饮食自备，肠胃乃伤"，而论饮伤与食伤当分治。罗天益则依此提出"食伤脾胃论"与"饮伤脾胃论"，进行了更为深入的探讨和发挥。

食伤脾胃，无节制的饮食会导致脾胃运化不及和肠胃腐熟不及，从而损伤脾胃。临床观察中饮食失节，食伤脾胃的见症不一，或食不下而上涌，或饮不消而作痰，或大便频数泄泻，或精清冷而下漏，或汗淋漓而外泄等，皆可见于食伤脾胃中。罗天益认为食伤的病机，关键在于饮食失节，肠胃不胜，气不及化，治疗方法则应根据食伤的轻重不同分别辨证论治。伤之轻者用枳术丸之类；伤之危重者用木香槟榔丸、枳壳丸类。

饮伤脾胃，嗜酒过度或饮水、乳等损伤脾胃，其临床表现各有侧重，治疗有所区别。以酒伤为例，临床观察中酒伤多见有吐逆恶心、头目昏眩、神困多睡、志意不清、脾泄泻利等。罗天益认为酒伤宜用汗法或利小便，不宜用下法。酒疸治疗当用葛花解酲汤，上下分消其湿。

劳倦伤脾，身体和精神上的过度劳累都会损伤脾气，脾气虚则气血生化无源，肢体失养。罗天益认为劳倦损伤当辨寒热，把其分为虚中有寒、虚中有热两类。其中虚中有寒皆因劳倦过度，损伤脾土，复受寒邪，脾阳不振，营卫失养，津液不行之故，临床观察中多见脾胃虚冷、自利腹痛、呕吐恶心、嗜卧懒言、不喜饮食等，罗天益认为补中助脾必以甘，散寒温胃必以辛，甘辛相合则脾胃健而荣卫通，宜以理中丸、小建中汤类治之。

（二）创立三焦寒热辨证

三焦是上焦、中焦和下焦的合称，为六腑之一，是元气布散之所。三焦气机调畅，是五脏六腑安和的必要条件。由于三焦的某些具体概念不够明确，《难经》提出"有名而无形"之说，因而引起了后世的争论，但对三焦的生理功能的认识是一致的，认为三焦的主要生理功能是主持诸气、通行水道。罗天益在此基础上继承张元素、李杲的学说，在脏腑辨证的启示下，提出三焦寒热论治，这不仅对三焦辨证有所发挥，且明确将三焦作为一种辨证纲领。他认为对寒病、热病应注意区别上焦、中焦、下焦进行论治，如以三焦辨治热病应重视凉血、滋阴，实开生津、养阴、凉血之先河，而治寒病时三焦辨治尤重肾阳，治上焦寒者既以温上焦之阳为主，也适当照顾肾阳，温下以煦上。罗天益认为中焦寒者扶中阳之同时，亦应不忘温肾以助脾，下焦寒者在温肾助阳之时，采取温柔补益、慎用刚燥之品。在温阳时不忘对精血的敛护，在祛寒时注意对气分的补益，这也是罗天益的高明之处。

（三）指导用药方法

罗天益所处的时期出现了一种时人不知养生之理，妄服药物防病以及医者用药无据，滥用汗下误人的现象，因此他极力革除流弊以正医道，强调要遵《内经》之旨，效仲景之法。他认为人之养身，幸五脏之安泰、六腑之和平，谨于摄生，春夏奉以生长之道，秋冬奉以收藏之理，饮食有节，起居而常，少思寡欲，恬淡虚无，精神内守，此无病之时，不药之药也，而无病服药，危害极大，不可不辨。他还提醒医者必须深明脉理，详于辨证，熟悉表里虚实之区别，切勿妄投药物危及人命。罗氏治疗脾胃内伤病，既承袭师意，又斟酌古方，参以己见，主张用甘辛温补，慎用寒凉，并反对滥用下法，同时重视脾胃，用方遣药时时顾护脾土。

二、针灸学术思想的现代应用

（一）大接经法针法的临床应用

"大接经法"载于《卫生宝鉴》，是专治中风偏枯的一种特殊配穴法，方法是针刺十二经井穴，振奋周身气机，沟通十二经脉气血，使经脉气血得以正常交接，从而改善中风后的偏枯症状。符文彬教授治疗基底节区脑梗死患者，在传统治疗的基础上加用大接经法，结果治疗组整体效果优于传统治疗组。此外符教授将点灸与大接经法糅合，形成独具特色的大接经灸法，提高了对中风、帕金森病等疑难病的治疗效果。

大接经法除治疗中风外，也有医家用该针法治疗其他疾病。米建平运用大接经法治疗血管性痴呆，虚证针刺从阴引阳，即从手太阴肺经少商穴开始，至足厥阴肝经大敦穴结束；实证针刺从阳引阴，从足太阳膀胱经至阴穴开始，至手太阳经少泽穴结束。经治疗后患者长谷川痴呆修改量表评分、精神认知能力、日常生活能力及神经功能缺损评分改善效果明显。巫小凤运用大接经法治疗格林巴利综合征，经治疗后患者麻木感基本消退。

（二）灸引阳气"壮脾温胃"思想的临床应用

罗天益重视脾胃，认为脾胃衰则元气衰，元气衰则百病生，故临床中常应用灸法以补脾胃。其灸补脾胃的主方由中脘、气海、足三里穴组成，共奏温补中焦、下焦之气、散寒除热、升阳举气之功，也可起到调理上中下三焦气机升降出入的作用。

吴焕淦教授继承与发展了罗天益"灸补脾胃"之学术思想，提出"灸补脾胃，调和阴阳"的学术观点，将中药与传统灸法结合起来治疗溃疡性结肠炎，取得了较好的临床疗效。

三、心得心悟

典型验案一　肺风粉刺（寻常型痤疮）

李某，女，21岁，2019年1月4日初诊。

主诉：痤疮反复发作半年。

现病史：患者面部痤疮6个月，微痒，反复发作，偶有大便秘结，便秘不畅时面部痤疮加重，便后痤疮稍有减轻，小便短赤，平素嗜食辛辣刺激性食物。查体：两侧颜面散在芝麻大小红色丘疹，硬结囊肿数个，肿硬疼痒，皮肤粗糙，凹凸不平，舌暗红，苔黄腻，脉数。

西医诊断：寻常型痤疮。

中医诊断：肺风粉刺，痰瘀凝结证。

治则：健脾和胃，解毒化瘀。

处方：金银花15g，连翘12g，荆芥穗10g，白芷10g，地龙10g，蝉蜕10g，当归12g，丹参10g，川芎10g，茯苓15g，薏苡仁15g，瓜蒌15g，清半夏5g，火麻仁10g。5剂。并对患者进行耳部放血，大椎、心俞、肺俞、膈俞等膀胱经穴位进行拔罐治疗，嘱患者用珍珠粉调糊敷于面部。

2019年1月10日二诊：患者诉便秘好转，面部痤疮也有所改善，予上方加徐长卿10g，5剂，继续服用，余治疗不变。

2019年1月15日三诊：用药后，痤疮明显减轻，颜色变淡，患者要求巩固治疗，予患者上方7剂，余治疗不变。

按语：该患者嗜食辛辣油腻，腻滞脾胃，痰湿遂生，日久痰湿阻遏脉络，气血运行不畅成瘀，或感寒血脉拘挛凝滞成瘀，或感热血热互结成瘀。胃气受损，痰瘀浊毒之气不降反升，导致痤疮的发生。方中金银花、连翘清热解毒；荆芥穗解表散邪，疏上焦风热；白芷入肺胃经，祛风止痒，消肿排脓；患者面部之囊肿硬结为湿阻痰结血瘀造成，故予丹参、川芎、当归活血化瘀，茯苓、薏苡仁运脾祛湿，瓜蒌、清半夏化痰散结，地龙、蝉蜕活血祛瘀、祛风泻热；火麻仁通便以泄肺热。"耳者，宗脉之所聚也。"通过放血疗法刺激耳部，可调和脏腑经脉气血，再结合珍珠粉外敷疗法，痤疮得以消失。

典型验案二 中风（脑梗死）

李某，男，70岁，2018年9月8日初诊。

主诉：中风偏瘫2月余，伴肢体麻木。

现病史：患者于2月前突然肢体麻木，右侧肢体活动失灵，伴口角歪斜，言语不利，遂来我院就诊，颅脑CT示左侧基底节区脑梗死。现症：头晕心悸，面黄神疲，气短乏力，右侧肢体活动失灵，伴口角歪斜，言语不利。查体：神清，右侧鼻唇沟变浅，右上肢肌力0级，右下肢肌力2级，巴宾斯基征（+），腱反射减弱，舌质暗红，苔黄燥，脉弦滑。

西医诊断：脑梗死。

中医诊断：中风，气滞血瘀证。

治则：活血化瘀理气。

针刺处方：治以大接经法，从阳引阴，取穴从足太阳膀胱经至阴穴开始，至手太阳经少泽穴结束。选用0.3mm×25mm针灸针，穴位皮肤常规无菌操作，直刺0.1~0.2寸，行捻转手法约10秒后出针。2日治疗1次。

治疗5次后，患者能独立坐起；治疗8次后，患者能站立，右上肢能自行抬起；治疗15次后，患者能独立行走，右手能持碗筷等物；前后共治疗20次，患者基本痊愈，生活能自理。

按语：《灵枢·刺节真邪》曰："虚邪偏客于身半，其入深，内居荣卫，荣卫稍衰，则真气去，邪气独留，发为偏枯。"本病病位在脑，基本病机乃瘀血内停，痹阻脑络，神明失养，血不能荣，故肢体偏废。井穴位于四末，取井穴治疗中风有醒脑开窍、调节脏腑阴阳的作用。刺十二井出血可起到疏通脉络中凝滞之气血，畅通血行的作用。颅脑血行通畅，加速新陈代谢，清除病理产物，促进局部生理生化的良性转变，肢体功能自能恢复，故能取得理想疗效。

典型验案三 眩晕（非杓型高血压）

黄某，男，58岁，2018年6月9日初诊。

主诉：间发眩晕 5 年，加重 7 天。

现病史：患者 6 年前无明显诱因而发头晕、头痛，于当地医院就诊，查血压 170/105mmHg，诊断为高血压病，规律服用拜新同后血压降为 140/95mmHg，头晕头痛症状稍有缓解。6 年来患者间断发作头晕、头痛，近半年来发作次数增加，2018 年 4 月于某市医院做 24 小时动态血压显示为非杓型高血压。近 7 天来患者觉头晕症状加重，头晕并伴有头痛，痛有定处，腰膝酸软，耳鸣，口干，面唇紫暗，纳欠佳，寐差，大小便可。查体：血压 155/95mmHg，心率 80 次/分，舌质红，舌边有瘀点，苔薄，脉细涩。血、尿、便、肝肾功能、电解质基本正常。

西医诊断：高血压病 2 级，高危组。

中医诊断：眩晕，肝肾阴虚、瘀血阻络证。

治则：养阴柔肝，化瘀息风。

针刺处方：风池（双）、中脘、天枢（双）、合谷（双）、曲池（双）、足三里（双）、太冲（双）、百会、神庭、大椎。神庭、百会、大椎坐位取穴，快针针刺不留针，其他穴位仰卧位针刺。针刺手法总以平补平泻为主，曲池实施捻转泻法。针刺深度因腧穴而异，神庭、百会向后平刺，大椎向上斜刺，针刺深度为 20~25mm，其他穴位依从上向下顺序垂直进针，直刺约 30~35mm，平补平泻手法，捻转幅度 180°左右，频率 120 次/分，每穴行针 30 秒，总以得气为度。留针 20 分钟，每日治疗 1 次，每周治疗 5 次，2 周为 1 个疗程。

2 个疗程后患者诸症减轻；继续治疗 1 个疗程，患者症状均明显改善，血压在（120~130）/（80~86）mmHg，并趋于稳定。

按语：《丹溪心法》言："气血冲和，百病不生。"《难经·二十八难》曰："督脉者，起于下极之俞，并于脊里，上至风府，入属于脑。"因此选取督脉之百会、神庭、大椎穴。百会是督脉与手足三阳、足厥阴交会之处，为人体诸阳之会；神庭为督脉与足太阳、阳明之会；大椎居于经气由背入颈之要冲。针刺此三穴可使气血阴阳调和，血压下降，改善眩晕、头痛等症状。"调和脾胃"针法，选用足三里为主穴，中脘、天枢等为配穴，脾胃为后天之本、气血生化之源，是调节气机升降的枢纽，在此基础上配合谷及风池穴。其中合谷穴具有行气泻热、降压的作用。风池穴属于足少阳胆经，《通玄指要赋》曰："头晕目眩，要觅风池。"风池穴可疏肝利胆、通利血脉，高血压患者一般交感神经敏感性增强，针刺风池可以降低交感神经敏感性，调整血压。诸穴合用，可达到降压效果。

典型验案四 头痛（神经性头痛）

患者，女，47 岁，2018 年 7 月 17 日初诊。

主诉：剧烈头痛伴失眠 3 天。

现病史：患者于 5 天前与他人争吵出现剧烈头痛，伴失眠，遂来就诊。查体：血压 135/85mmHg，心率 80 次/分，体型适中，面红。现症：头痛间歇发作，发作时疼痛剧烈，闭目羞光，舌瘦边红，苔白，脉弦数。头颅 MRI 检查未见异常。

西医诊断：神经性头痛。

中医诊断：头痛，肝气上逆证。

治则：理气平肝，祛邪止痛。

针刺处方：太冲透涌泉，双侧，强刺激泻法。每 5 分钟行针 1 次，留针 40 分钟，针刺后疼痛症状消失。

次日复诊，患者诉昨日治疗后已无剧烈头痛，能够入睡，但睡眠轻浅，左侧头部仍偶有隐痛。针刺处方：外关（左）、太冲（右）、足临泣（右）、太溪（右）、足三里（双）、风池（双），施平补平泻（轻刺激），留针 15 分钟。隔日 1 次，治疗 3 次后诸症消失。

按语：头为神明之府，内藏脑髓，主要依赖肝肾之精血濡养。肝为刚脏，但升而无制或火热之邪灼伤阴血，阴不制阳，则出现肝阳上亢之头痛。《素问·脏气法时论》云："肝病者，两胁下痛引少腹，令人善怒；虚则目䀮䀮无所见，耳无所闻，善恐，如人将捕之。取其经，厥阴与少阳。气逆则头痛、耳聋不聪、颊肿，取血者。"《素问·方盛衰论》曰："气上不下，头痛巅疾。"中医理论有肝肾同源之说，认为肝肾之间有精血互生、阴阳互滋互制的生理病理联系。脾胃是后天之本，是人生命活动能量的源泉，经脉中气血的生成依赖脾胃的正常运转。故临床头痛治法首先应以祛邪止痛为要；在辨证方面应以经络辨证为主，尤其注重对足三阳经及肝经、肾经的调节；选穴组方时应重视对后天脾胃功能的培固。

典型验案五 膝痹（膝骨关节炎）

曹某，男，58 岁，2018 年 7 月 25 日初诊。

主诉：右侧膝关节疼痛、伸屈不利 2 年，加重 8 天。

现病史：患者于 2 年前无明显诱因右侧膝关节疼痛、伸屈不利，下蹲及行走时疼痛加重，曾经口服舒筋活血药物以及膏药治疗（具体不详），无明显疗效，且日渐加重，于 8 天前右侧膝关节肿胀、伸屈不利、行走受限而来就诊。现症：右侧膝关节疼痛、伸屈不利，饮食、精神可，睡眠欠佳，无咳嗽、咳痰，偶伴心悸气短，二便正常。查体：体温 36.5℃，心率 75 次/分，血压 120/85mmHg，发育正常，营养中等，神清语利，行走受限，舌暗红，苔薄白，脉沉涩。膝关节触诊：右侧膝关节髌下脂肪垫、外膝眼压痛，浮髌试验（+）。右膝关节 X 线示：关节间隙稍有变窄，骨质边缘鸡咀样骨性突起，髁状突变尖，关节软骨面钙化。

西医诊断：膝骨关节炎。

中医诊断：膝痹，气滞血瘀证。

治则：行气活血化瘀。

针刺处方：中脘、气海、天枢（双）、足三里（双）、阳陵泉（双）、阴陵泉（双）、犊鼻穴（双）、内膝眼。操作：针刺腧穴部位常规消毒后，犊鼻穴和内膝眼向膝中斜刺0.5~1寸，余穴均直刺1~2寸，每穴行小幅度的提插捻转，捻转3~5次，以得气为度。得气后选中脘、气海、足三里（双）3个主穴进行温针灸，每次每穴2壮。每日治疗1次，每次留针20分钟，每周治疗5次，2周为1个疗程。同时给予展筋活血外用方熏洗治疗：伸筋草30g，透骨草30g，土鳖虫10g，红花10g，生麻黄10g，青风藤25g，威灵仙30g，鸡血藤30g，川芎30g，急性子9g，黄柏30。文火水煎，取汁约2000mL，将药液再次煮沸，倒入不锈钢盆中，患肢伸直，足垫高，将盆置于膝下方，约距膝关节30cm，利用蒸汽熏洗，待皮肤能耐受药液温度时，用一块方巾覆盖膝关节，大汤匙舀取药液淋于方巾上，时间约为20分钟，擦干保暖。每日早晚各1次，每周5天，2周为1个疗程。熏洗时注意避免烫伤，用药期间忌生冷、黏滑、油腻之品。

1个疗程后患者症状明显减轻；巩固治疗2个疗程后，患者膝关节疼痛以及活动受限症状基本消失。

按语：《素问·痹论》记载："风寒湿三气杂至，合而为痹也。其风气胜者为行痹，寒气胜者为痛痹，湿气胜者为著痹也。"其中肝藏血主筋，肾藏精主骨。中老年人因肝肾亏虚、气血不足而致筋骨失养，加之外伤、劳损及感受风寒湿邪等乘虚而入，痹阻筋脉致气血瘀滞。日久筋骨失于濡养，筋挛肉痿，活动不利。针刺取穴注重调和脾胃，可调节患者免疫功能，延长治疗效果，促进关节功能及疼痛程度的改善。中药熏洗治疗，借助蒸熏的刺激作用和药力渗透，可使腠理疏通，气血调和，脏腑阴阳平衡。熏洗类中药借助热气的作用使中药的有效成分通过扩张的皮肤毛孔、经络、腧穴等部位，能够加快局部代谢，有效改善微循环，降低毛细血管通透性，促进对局部炎性物质的吸收和代谢产物的排出，促进肿胀消除，关节滑利，避免组织粘连，还可以降低局部神经末梢的兴奋性，提高痛阈，从而产生镇痛作用。二者联合使用，可有效缓解患者的膝关节症状，提高患者的生活质量。

小结

综上所述，罗天益重视脾胃，师承东垣，博采众家之长，继承发展东垣脾胃学说，临床重视灸补脾胃，善用三棱针、锐针、燔针等针具泻血排脓，重针灸药辨证施治，提倡"大接经法"治疗中风偏枯，为后世研究易水学派针灸学术思想提供了参考依据。

参 考 文 献

［1］严世芸．中医各家学说［M］．北京：中国中医药出版社，2017：118．

［2］严善馀．试论《卫生宝鉴》的针灸学术特点［J］．中国针灸，2004，24（11）：71-72．

［3］魏稼．各家针灸学说［M］．北京：中国中医药出版社，2007：98．

［4］池永钦．罗天益学术渊源和《卫生宝鉴》针灸学术特点研究［D］．济南：山东中医药大学，2017．

［5］熊博文，王云欢，殷磊，等．"大接经法"治疗"中风偏枯"经典角度的内涵探析［J］．中华中医药杂志，2018，33（7）：2873-2875．

［6］殷振瑾，郭长青．从《卫生宝鉴》一书探讨罗天益的针药并用思想［J］．云南中医中药杂志，2008，（4）：2-4．

［7］杨景锋，任艳芸，文颖娟．罗天益学术思想探析［J］．中国中医基础医学杂志，2014，20（6）：719-721．

［8］符文彬，樊莉，蒙昌荣，等．大接经法治疗脑梗死临床研究［J］．安徽中医学院学报，2004，（3）：27-29．

［9］凌宇，郭小川，高旭，等．符文彬教授运用"大接经灸法"治疗疑难病临床经验［J］．成都中医药大学学报，2018，41（2）：86-88．

［10］米建平，朱晓平，樊莉，等．大接经法治疗血管性痴呆临床观察［J］．中国针灸，2004，（11）：9-11．

［11］巫小凤．大接经法治疗格林巴利综合征2例临床报告［J］．浙江中医药大学学报，2016，40（6）：488-490．

［12］施茵，涂小予．"灸补脾胃调和阴阳"在溃疡性结肠炎中的运用与发展［J］．中华中医药学刊，2007，（12）：2492-2494．

［13］罗天益．卫生宝鉴［M］．第2版．北京：人民卫生出版社，1987．

第九章　王清任

第一节　医家传略与针灸学术思想

一、王清任传略

王清任（1768—1831 年），一名全任，字勋臣，清代直隶省玉田（今河北省玉田县）人。王氏少年喜好拳勇，曾考中武秀才，又尝捐资得千总衔；二十多岁开始行医，曾游历滦州、奉天等地，后至北京行医，并开设药铺"知一堂"，以医技名噪京师。

王氏勤奋好学，重视实践，强调医学理论必须与医疗实践相结合，反对空谈及主观臆度。王氏一生重视尸体解剖，临证善用活血化瘀方药，至今仍对指导临床应用影响较大。晚年所著之《医林改错》，是其生前仅有的著作。

《医林改错》刊于 1830 年，共 2 卷。上卷以"亲自改正脏腑图"为核心，对古代脏腑图中的一些错误进行了澄清和纠正，并论述了通窍活血汤、血府逐瘀汤、膈下逐瘀汤所治之症目；下卷记载了王氏临床辨治中风、瘫痪、痹证、痘疹等心得，主要介绍了活血化瘀的经验，所载诸方皆其亲验所得，疗效卓著，至今为临床所用。全书 3 万余言，有图谱 25 幅，自创新方 31 首，化裁古人妇产方剂 2 首。

二、针灸学术思想

（一）急危重病辨证针药结合

王清任在《医林改错·瘟毒吐泻转筋说》言："仓卒之时，用针刺，取其捷便也。"瘟毒发病急骤，病势发展变化较快，病情较重，甚至危及患者生命而需要及时诊治时，王氏认为行针刺治疗可取其方便快捷，且提倡针药结合，"一面针刺，一面以解毒活血汤治之，活其血，解其毒，未有不一药而愈者"，就是应用针药结合的方案同时治疗可以达到良好的治疗效果。但王氏强调实证宜针，"总之用针所刺而愈，皆风、火、气有余之症；不足之症，愈针愈坏"。同时王氏指出中药应用宜辨证论治，如"芩连效在初病，人壮毒盛时；姜附效在毒败，人弱气衰时"。"但此症得之最速，伤元气最快，一半日可伤生。若吐泻一两时后，或半日后，一见腿抽，便是腿上气少；一见胳膊抽，便是胳膊上气少。如见眼胞塌陷，汗出如水，肢冷如冰，谩言凉药有害，即余所立解毒活血汤，亦有过无功。此时无论舌干口燥，大渴饮冷，一时饮水数碗，放心用姜附回阳汤，一付可夺命"，体现了中医辨证思维中分期论治与辨证论治的重要性。

（二）刺络放血疗法

瘟毒上吐下泻转筋一症，古人立名曰霍乱，王氏通过观察霍乱的诊治过程，指出对于"有芩连姜附服之不效，而反有害"的一类霍乱可用针刺放血治疗，即"初得，用针刺其胳膊肘里弯处血管，流紫黑血，毒随血出而愈"。其"所流尽是黑紫血"，乃因霍乱病本是瘟毒从口鼻而入，烧炼气血，使得血液变为紫黑。王清任在此特意提出血色变化是观察放血治疗霍乱是否有效的标志，也提示我们在临床操作中应重视刺络放血的血色变化，并以此分析病情变化，根据病情可放血数滴至数十滴不等。如果属于热证、实证，出血颜色应该为紫黑色、深红色或者鲜红色，出血量较多，轻挤可出，也有不用挤压而血如泉涌者。如放血后出血量很少，挤压不易出，血色淡，多属虚证，慎用此法。

王清任重视气血，尤其推崇瘀血理论，"血有亏瘀，血亏必有亏血之因……若血瘀，有血瘀之症可查"。他认为疾病多有瘀滞之象，故主张刺络放血。对于刺络放血疗法《内经》中早有论述。如《素问·针解》曰："菀陈则除之者，出恶血也。"《素问·血气形志》云："今知手足阴阳所苦，凡治病必先去其血，乃去其所苦，伺之所欲，然后泻有余补不足。"可见，刺络放血疗法可去其所苦，再辨证论治以补不足泻有余，判断疾病虚实，补虚泻实，调整阴阳，可起到事半功倍的效果。古代医家很早就意识到针刺治疗、放血治疗的重要性，采用放血治疗许多急症、重症。如《针灸大成》云："凡中风跌倒，卒暴昏沉……急以三棱针刺手十二井穴，当去恶血……乃起死回生妙诀。"《医宗金鉴·刺灸心法要诀》云："商阳主刺卒中风，暴仆昏沉痰涩壅，少商、中冲、关冲、少泽、商阳，使气血流行，乃起死回生救急之妙穴。"《古今医鉴》也指出："一切初中风、中气昏倒不知人事……急以三棱针刺手中指甲角十二井穴，将去恶血。"如应用十二井穴、十宣穴针刺放血以治疗脑血管疾病、脑瘫、脑外伤、中毒性脑病等，可有效提高脑血流量，起到改善意识障碍、促进苏醒的作用。

第二节　临床举隅

王清任为清代著名医家，其治病善用"活血化瘀"疗法，代表作《医林改错》中详细阐述了通窍活血汤、血府逐瘀汤、膈下逐瘀汤所治之症，论述了其活血化瘀疗法的治病经验。在针灸学术思想上王氏同样重视气血的调节，强调对急症要针药并用，善用刺络放血疗法。本节从《医林改错》中摘取临床医案数则，分析学习其临证思路，为临床诊治疾病提供参考。

案一　胸不任物、胸任重物

胸不任物：江西巡抚阿霖公，年七十四，夜卧露胸可睡，盖一层布压则不能睡，已经七年，召余诊之，此方五付痊愈。

胸任重物：一女二十二岁，夜卧令仆妇坐于胸，方睡，已经二年，余亦用此方，三付而愈。（《医林改错》）

按语： 王清任对中医学的发展尤其是对血瘀证的论述以及活血化瘀理论的临床应用方面做出了巨大贡献，他所创立的血府逐瘀汤临床上应用广泛。以上两则医案便是王清任活血化瘀理论应用的典型案例，体现了"异病同治"的学术思想。两则医案中患者的病变部位都是在胸部，但是症状截然相反，一个任重物，一个不任物，同用血府逐瘀汤均起到了良好的治疗作用。究其原因，在于两者虽然表现症状不同，但病机相同，均为血瘀。其中"胸不任物"的患者是因血瘀日久化热，热邪伤阴，自觉胸部发热，故胸不任物；"胸任重物"的患者，主要症状是夜间睡眠之前喜人坐于胸，方能入睡，这是由于夜主血分，瘀血内阻胸部，气机郁滞所致，气机不通，阳气不能起到调达气机、温煦肌肤的作用，故喜人坐于胸上以起到按揉温煦的作用，使气机得以顺畅，改善胸闷症状。血府逐瘀汤基础方以桃仁四物汤与四逆散为主，又加引经药牛膝、桔梗而成。方中桃仁、红花活血化瘀止痛为君药；赤芍、川芎助君药以行气止痛之效；生地黄、当归养血不伤正；《素问·六微旨大论》说"出入废则神机化灭，升降息则气立孤危……是以升降出入，无器不有"，故用桔梗、枳壳一升一降宽胸行气，柴胡与之配伍使疏肝行气，使气行则血行，共为佐药；甘草调和诸药为使。本方活血与行气相伍，既行血分瘀滞，又解气分郁结；祛瘀与养血同施，则活血而不耗血，行气不伤阴；升降兼顾，既能升达清阳，又佐降泄下行，使气血调和。

案二　不孕

道光癸未年，直隶布政司素纳公，年六十，因无子甚忧，商于余，余曰：此事易耳。至六月，令其如君服此方，每月五付，至九月怀孕，至次年甲申六月二十二日生少君，今七岁矣。（《医林改错》）

按语： 不孕症古称"全不产""断绪"，《素问·上古天真论》首先提出了肾气盛，天癸至，任通冲盛，月事以时下，故有子的受孕机制。不孕症病因病机复杂，临床常见有肾虚、宫寒、肝郁、痰湿、血瘀等类型或几者兼而有之，治疗时应辨证论治。本例医案从所用方剂少腹逐瘀汤可推断出为寒滞血凝、阻闭胞宫所致之不孕。王氏认为子宫内如有瘀血内阻，则血难聚以成胎，故取少腹逐瘀汤。少腹逐瘀汤由小茴香、干姜、延胡索、肉桂、五灵脂、没药、川芎、赤芍、当归、蒲黄10味药物组成。方中小茴香、干姜、肉桂三者合用具有温经散寒、通达下焦的作用；蒲黄配五灵脂即失笑散，与没药同用，加强活血祛瘀、散结止痛的功效；延胡索有辛散温通之性，能活血行气止痛；当归、川芎乃阴中之阳药、血中之气药，配合赤芍以活血行气，散滞调经。诸药合用，对因气滞、血瘀、寒凝等所导致的病证功效显著。临床上应用少腹逐瘀汤可荡涤胞宫瘀血，使瘀祛新生，气血和调，络脉通畅，肾阴阳平衡，既能调理月经，又有利于精卵结合，故能安胎种子。正如王清任所说，本方"祛瘀、种子、安胎，尽善尽美"。

案三　头发脱落

伤寒、瘟病后头发脱落，各医书皆言伤血，不知皮里肉外，血瘀阻塞血路，新血不能养发，故发脱落。无病脱发，亦是血瘀。用药三付，发不脱，十付必长新发。（《医林改错》）

按语："发为血之余""瘀血不去，新血不生"，王氏认为头发脱落为瘀血阻塞血路，新血不能濡养肌肤毛发所致，故采用通窍活血汤治疗本病。《血证论·瘀血》中也说："凡系离经之血，与养荣周身之血已睽绝而不合，瘀血在上焦，或发脱不生。"通窍活血汤由赤芍、川芎、桃仁、红花、老葱、鲜姜、红枣、麝香，并用黄酒煎煮而成。其中赤芍、川芎、桃仁、红花行气活血祛瘀，与通阳开窍的麝香、鲜姜、老葱相配伍，加强辛香温通作用，可通窍活血、引诸药上行，主治瘀阻头面之脱发。

案四　肾泻

五更天泄三两次，古人名曰肾泄，言是肾虚，用二神丸、四神丸等药，治之不效，常有三五年不愈者。病不知源，是难事也。不知总提上有瘀血，卧则将津门挡严，水不能由津门出，由幽门入小肠，与粪合成一处，粪稀溏，故清晨泻三五次。用此方逐总提上方瘀血，血活，津门无挡，水出泻止，三五付可痊愈。（《医林改错》）

按语：五更泻又名"晨泻""肾泻"，医家多言五更泻为黎明之时，阳气未振，阴寒较盛，多责之于脾肾阳虚而从温肾、健脾、固涩入手，故予二神丸、四神丸温肾助阳止泻，但仍有不愈者，叶天士云："初病在经，久病入络，以经主气，络主血，则知其治气治血之当然。"本案患者五更泄泻久治不愈，是因气滞血瘀，痰瘀阻滞肠道，肠道失去传导之职，而致不化之食与痰瘀杂下。正如王清任所言"泻肚日久，百方不效，是总提瘀血过多"，故用活血化瘀、化痰祛湿法治之，方选膈下逐瘀汤使瘀血去而泻自止。王学平对久治不愈之五更泻，每取膈下逐瘀汤而见效，并言"宗膈下逐瘀汤意行气活血，佐参草益气健脾，使气机畅达，瘀阻得除，脾健能运，腹痛泄泻何以不去？

癥积包块何以不除?"膈下逐瘀汤与血府逐瘀汤相比较，相当于后者桃仁减一钱，枳壳减半钱，川芎加半钱，甘草加一钱，去生地黄、牛膝、桔梗、柴胡，加五灵脂、牡丹皮、乌药、延胡索、香附，专达原方所达之处，作用于膈下，使行气止痛之效更著，事半而功倍。

案五　瘟毒

至我朝道光元年，岁次辛巳，瘟毒流行，病吐泻转筋者数省，京都尤甚，伤人过多，贫不能葬埋者，国家发帑施棺，月余之间，费数十万金……初得，用针刺其胳膊肘里弯处血管，流紫黑血，毒随血出而愈。或曰：所刺是何穴？诸明白指示。余曰：余虽善针，不必论，是穴名曰尺泽。人气管周身贯通，血管周身亦贯通，尺泽左右四五根血管，刺之皆出血，皆可愈；尺泽上下，刺之亦可愈。总之，用针所刺而愈，皆风火气有余之症；不足之症，愈针愈坏，此针灸家隐讳不肯言也。仓卒之时，用针刺，取其捷便也。一面针刺，一面以解毒活血汤治之，活其血，解其毒，未有不一药而愈者。（《医林改错》）

按语： 古人称瘟毒吐泻转筋为霍乱，兼有呕吐、腹泻等症，王清任在患者病初急予胳膊肘里弯处血管刺络放血，体现了刺血疗法治疗危急重症的重要性，放血疗法使邪随血出而愈。胳膊肘里弯处为尺泽穴，尺泽穴为手太阴肺经的合穴，五行属水，可清热益阴，肺与大肠相表里，尺泽刺血可祛大肠之血毒。另外根据尺泽穴的解剖位置，可见附近血管丰富，刺后流紫黑血，是以实证，又提示后人运用刺络放血疗法时应注意分清虚实，实证当可刺络放血，正如王氏所言，"总之，用针所刺而愈，皆风火气有余之症；不足之症，愈针愈坏"。

第三节　学术发微

"欲知其人，需知其世"，王清任生活在清代乾嘉考据学鼎盛的时代，家境良好，少时受过良好教育，20岁时已精通古代医籍，对古书中有关脏腑的记载生疑，认为"著书不明脏腑，岂不是痴人说梦；治病不明脏腑，何异于盲子夜行"，深感解剖知识的重要性。他每于诊病之暇去刑场、义冢观察解剖尸体，研究其机构功能及生理病理，绘成亲见脏腑图形，同时对古代描绘的脏腑图进行纠正，并在《医林改错·脑髓说》中提出"灵机记性不在心在脑"，继王昂之后，进一步否定了"心主思"的说法，对人体解剖学的发展奠定了坚实的基础，开辟出一条新的医学研究之路。同时，王清任非常重视气血，认为气虚和血瘀是致病之源，其对血瘀论的认识及活血化瘀治法的研究，从理论到实践为中医学的发展做出了杰出贡献，形成了独特的医学体系。王清任被公认为活血化瘀派的代表人，其活血化瘀代表方，如血府逐瘀汤、通窍活血汤等对后世影响巨大，沿用至今。王清任对中西医学汇通派代表人物唐宗海产生过重要影响。唐容川撰《中西汇通医经精义》（又名《中西医判》《中西医解》《中西医学入门》）曾参照《医林改错》。现将王清任学术思想概述如下。

一、学术理论

（一）气血合脉说

王清任对气血非常重视，提出"治病之要诀，在明白气血，无论外感、内伤，要知初病伤人何物，不能伤脏腑，不能伤筋骨，不能伤皮肉，所伤者无非气血。气有虚实，实者邪气实，虚者正气虚"。气是人体活力很强且运动不息的极细微物质，是构成人体和维持人体生命活动的基本物质之一。《难经·八难》说："气者，人之本也。"《类经·摄生类》又说："人之有生，全赖此气。"可见，气对人体具有十分重要的作用。"夫元气藏于气管之内，分布周身，左右各得其半，人行坐动转，全仗元气。若元气足，则有力；元气衰，则无力；元气绝，则死矣。"其中元气是人体最根本、最重要的气，是人体生命活动的原动力。王氏在"口眼歪斜辨""论小儿半身不遂""瘫痿论"中都说明了元气亏虚的严重后果，他在前人的经验基础上重用黄芪补气，将黄芪用量加大到每剂药四两，甚至每日可服两剂，可谓创造性的发展。《素问·调经论》说："人之所有者，血与气耳。"血是循行于脉中而富有营养的红色液态物质，是构成人体和维持人体生命活动的基本物质之一。王氏根据气有虚实、血有亏瘀的道理，在临床实践中总结出60种气虚症状、50种血瘀症状，并进一步发展了活血祛瘀之法。他根据瘀血部位的不同而创立了不同的治疗原则和方法，如"立通窍活血汤，治头面四肢、周身血管血瘀之症；立血府逐瘀汤，治胸中血府血瘀之症；立膈下逐瘀汤，治肚腹血瘀之症"，为瘀血理论的发展开创了新的先河，对活血祛瘀的治疗法则做出了新的贡献。

（二）脏腑论

王清任认为，正确了解人体脏腑的组织和功能对医学十分重要，他说："业医诊病，当先明脏腑。""著书不明脏腑，岂不是痴人说梦；治病不明脏腑，何异于盲子夜行。"其体现了熟知人体解剖学是行医治病的重要前提。王清任经过探索研究，在解剖学方面取得了一定成绩，如纠正了肺有六叶两耳、肝有七叶、心有七孔三毛等错误说法，补充了当时解剖学上的一些不足，如他观察到左右颈总动脉、主动脉、肠系膜上下动脉、左右髂总动脉、左右肾动脉、左右锁骨下动脉、肋间动脉、下腔静脉等血管的形状和解剖位置，以及对胰脏、胰管、胆囊管、幽门括约肌、肠系膜等的叙述，大都与现代解剖学基本符合。这在当时可谓创造性的发展，为后世临床解剖学的发展奠定了不可言喻的基础，也对后世穴位定位以及取穴奠定了很好的基础。此外，王清任重视穴位与解剖实证相结合，这在他通过针刺尺泽穴治疗瘟毒可见："人气管周身贯通，血管周身亦贯通，尺泽左右四五根血管，刺之皆出血，皆可愈，尺泽上下，刺之亦可愈。"这既体现了经脉运行全身，又强调了解剖位置在穴位针刺时的重要性。

（三）灵机记性在脑论

王氏在《医林改错·脑髓说》中说"灵机记性在脑者，因饮食生气血，长肌肉，精汁之清者，化而为髓，由脊骨上行入脑，名曰脑髓"，明确提出"灵机记性在脑不在心"。李时珍曰"脑为元神之府"，金正希曰"人之记性皆在脑中"。王清任从解剖形态、生理功能及病案举例三个方面证明灵机在脑。王氏通过对心脏周围组织器官解剖形态的描述，指出心乃出入气之道路，何能生灵机、贮记性？王氏详细描述脑髓的走形及对人记忆的影响，"小儿无记性者，脑髓未满；年高无记性者，脑髓渐空"，并援引婴幼儿的脑髓成长与感觉、语言发育的关系论证人脑主司感觉、语言、思维的功能，指出了脑发育与智力发展的联系，如"小儿初生时，脑未全，囟门软，目不灵动，耳不知听，鼻不知闻，舌不言……至三四岁，脑髓渐满，囟门长全，耳能听，目有灵动，鼻知香臭，言语成句"。此外，王氏还列举痫证是由元气一时不能上转入脑髓所发，进一步印证了脑功能及发育过程，与现代医学相近。

二、针灸学术思想的现代应用

王清任活血化瘀思想对气血理论有了新的发挥，其注重辨别瘀血的部位而给予针对性的治疗，拓展了刺血疗法治疗疾病的范围。刘钧根据此思想治疗口眼歪斜患者，在患侧口腔黏膜红点处，用三棱针挑刺后，出血数滴，次日右眼能闭，口歪已不明显；如法再刺 2 次而愈，随访未复发。其放血可通过祛风邪、通血脉而达到恢复面部经络功能的良好效果。同时，刘钧将王清任"痹症有瘀血说"应用于慢性腰痛的治疗中。患者腰痛近 50 年，予第 4、5 腰椎疼痛处三棱针点刺拔罐，患者即觉疼痛减轻，复诊 2 次后诸症消失且未复发。

王清任活血化瘀思想应用最多的还是"不通则痛"所导致的痛症，如神经性头痛、肩周炎等疾病。另外，该思想还可以用于脱发的治疗中，如王清任云："血瘀阻塞血路，新血不能养发，故脱发脱落。无病脱发，亦是血瘀。"《灵枢·经脉》篇也讲道："脉不通则血不流，血不流则髦色不泽。"发为血之余，头发的繁茂生长依赖血养。若有瘀血阻滞，血不通，则会导致新血不生，发无所养，故干枯脱落。依照通窍活血汤活血化瘀、养血生发之法，可用放血疗法中梅花针叩刺治疗脱发，为后世治疗脱发提供了新的思路。

三、心得心悟

笔者在临床治疗中十分推崇活血化瘀疗法并取得了很好的疗效，各种肢体活动不利及疼痛通过临床辨证运用活血化瘀之法疗效显著。《素问·皮部论》曰："皮有分部……皮者，脉之部也。""欲知皮部，以经脉为纪。"皮部是经脉、别络的分区，特别与浮络有密切的关系，是十二经脉之气散布之所在。络脉，分为体表的阳络及体内的阴络，阳络的主要作用是营养、温煦、护卫体表，阴络敷布气血，经脉通过阴络输送营养、运行气血、传递信息。经筋的活动有赖于十二经脉气血尤其是络脉气血的濡养和调节，故经筋与络脉同行于体表，络脉营养调节经筋功能。清代叶天士云"久病入络"，《灵枢·小针解》载"菀陈则除之者，去血脉也"，活血祛瘀法以通气血、活筋络，祛除筋络骨节间邪气瘀血，使经筋重新得到气血的滋养，从而恢复功能。现列举医案如下。

典型验案一　腰痛（急性腰扭伤）

李某，男，35岁，2017年7月17日初诊。

主诉：右侧腰部疼痛1小时。

现病史：患者于1小时前搬运重物时突发腰部疼痛，不能转侧，活动时疼痛加重，就诊于骨科门诊，骨科门诊欲予止疼药物，患者拒绝，为求康复治疗，来我科门诊。现症：右侧腰部疼痛，不能转侧，活动时疼痛加重，制动时疼痛减轻，无双下肢麻木疼痛，纳可，寐可，大便可，小便短黄。查体：舌暗红，苔白，脉沉涩，无脊柱侧弯，$L_3 \sim L_5$棘突及棘突旁压痛及叩击痛明显。既往体健。

西医诊断：急性腰扭伤。

中医诊断：筋伤腰痛，瘀血阻络证。

治则：活血化瘀，舒筋活络。

治疗：三棱针放血。选取阿是穴，皮肤常规消毒，用三棱针在选中的穴位上快刺1~3针，刺入深度约2~3cm，出针后立即局部拔火罐促进放血，并留罐15分钟，一次性治疗，嘱休息，隔2日复诊观察疗效。

治疗2次后，患者腰痛明显缓解。

按语：急性腰扭伤为腰部猝然遭受扭闪牵引使筋膜、肌肉、关节韧带、椎间盘组织损伤而引起剧烈疼痛。《金匮翼》云："盖腰者，一身之要，屈伸俯仰，无不由之。若一有损伤，则血脉凝涩，经络壅滞，令人卒痛不能转侧。"中医认为腰扭伤的病理机制是气滞血瘀，经脉不通。中医治疗急性软组织扭伤以活血祛瘀、通络止痛为原则，刺络放血疗法通过刺激脉络，使之溢出一定量的血液，舒通经络、活血化瘀、行气活血，从而达到消肿止痛的目的，是急性软组织损伤早期首选的中医传统疗法之一。三棱针是常用的传统刺络工具，其针刺方法一般分为点刺法、散刺法和泻血法。活血化瘀、消肿止痛常用散刺法，要求针刺深度至损伤部位，以促使淤滞的瘀血或水肿得以排出，达到《内经》提出的"血实宜决之，菀陈则除之"的目的。本例患者腰痛属瘀血阻络，选取阿是穴行泻血法以祛瘀活血通络止痛，效如桴鼓。

典型验案二　中风病（脑梗死）

赵某，男，26岁，2018年5月2日初诊。

主诉：右侧肢体活动不利伴右手拘挛半年余。

现病史：患者于半年前劳累后出现意识丧失，右侧肢体活动不利，遂就诊于当地医院，予改善循环及营养神经药物治疗（具体不详），患者意识转清，现患者可自行行走，仍有右手拘挛、自觉发凉、遂就诊于我院门诊。现症：右侧肢体活动不利，下肢可自行行走数百米，上肢可抬举过头，右手拘挛明显，自觉发凉，无言语不清，无吞咽困难，无头痛头晕，无恶心呕吐，无发热咳嗽，纳少，寐可，大便可，小便调。查体：右侧上肢近端肌力4级，右侧上肢远端肌力3⁻级，右侧下肢肌力4⁺级，右侧上肢肌张力2级，右侧下肢肌张力1⁺级，左侧肢体肌力、肌张力正常。右侧巴宾斯基征（+），余病理征（-），舌暗红，苔白腻，脉涩弱。既往体健。

西医诊断：脑梗死。

中医诊断：中风，痰瘀阻络证。

治则：化痰祛瘀，息风通络。

治疗：为解决患者目前首要问题——手拘挛采取梅花针叩刺，取手太阴肺经、手少阴心经、手厥阴心包经的手部循行部位，患者取坐位或者卧位，医者采用一次性梅花针，首先将梅花针消毒、患者手部消毒，医者左手固定患手，右手持梅花针对准叩刺部位，用手腕之力，将针尖垂直沿手三阴经在手部的循行路线，由手掌至手指尖，用梅花针轻轻叩打在皮肤上，频率一般每分钟80~130次，由轻至重均匀叩刺，叩至局部皮肤少量出血为度，治疗结束后，用消毒干棉球擦拭干净，保持局部皮肤清洁干燥，避免感染。每次叩刺30分钟，隔日1次，3周为1个疗程。

治疗1个疗程后，患者手拘挛较前减轻，手部转温，无自觉冷感；巩固治疗2个疗程，手拘挛明显缓解。

按语：中医学认为痉挛属于"转筋""痉证""经筋病"等范畴。《景岳全书》云："痉之为病，其病在筋脉。"《素问·调经论》云："手屈而不伸者，其病在筋。"《素问·长刺节论》载："病在筋，筋挛节痛，不可以行，名曰筋痹。"所以中风后手拘挛病位在筋。《灵枢·邪客》指出："邪气恶血，固不得住留，住留则伤筋络骨节，机关不得屈伸，故拘挛也。"由此可见，中风后正气虚弱，气血不生，经筋不荣，气血瘀滞，闭阻经络，故见挛缩疼痛。梅花针叩刺手三阴经在手部的循行路线可直达病所。中风后手拘挛属于经筋病，经筋有刚柔之分，《类经》曰："刚以束骨，柔以维合。"刚筋以手足三阳经筋为主，分布于四肢外侧及头面项背；柔筋以手足三阴经筋为主，分布于胸腹和四肢内侧，故选择手三阴经而不选择手三阳经。经筋的活动有赖于十二经脉气血尤其是络脉气血的濡养和调节，清代叶天士云"久病入络"，因此梅花针循经扣刺可达到通气血、活经络、祛瘀生新的效果，气血荣于经筋，则功能得以恢复。

典型验案三　眩晕（椎-基底动脉供血不足）

患者，女，32岁，2018年7月3日初诊。

主诉：间断头晕不适2年，加重1周。

现病史：患者于2年前长时间开车后出现头晕，体位改变时头晕症状较重，稍时可渐缓解。其后患者就诊于当地医院，查颈动脉彩超提示双侧颈动脉狭窄、左侧颈动脉斑块形成，经颅彩色多普勒提示椎-基底动脉供血不足，颈椎CT示颈椎退行性病变，内耳检查未见异常。予敏诗朗、西比灵口服，针刺推拿等治疗后症状较前缓解出院。其后患者头晕症状间断发作，劳累后加重，休息后减轻，近1周头晕加重，特来我科就诊。现症：神清，精神倦怠，面色晦暗，头部位置改变时头晕症状加重，时有头痛恶心，无呕吐，自觉乏力，汗出，颈项部不适，纳少，寐尚可，二便调，舌质胖淡偏暗，苔白薄，脉沉濡。查体：血压135/90mmHg，心率80次/分，律齐。患者体型偏胖。

西医诊断：椎-基底动脉供血不足。

中医诊断：眩晕，气虚血瘀证。

治则：益气活血通络。

处方：补阳还五汤加减。生黄芪40g，川芎15g，当归10g，赤芍15g，地龙15g，葛根20g，白芷10g，僵蚕6g，全蝎6g，菊花15g，鸡血藤15g，三七3g（冲服），天麻6g，秦艽15g，炒蒺藜10g，焦山楂20g，绞股蓝20g。7剂，每日1剂，水煎服。

二诊：患者诉诸症有所减轻，间断头晕，纳可，寐安，大便成形。舌淡暗，苔白，脉沉。原方生黄芪加至60g，7剂。

三诊：患者诉诸症明显减轻，纳可，寐安，大便质软，小便调。舌质淡红略暗，苔白，脉沉。效不更方，予上方14剂后患者诸症消失，未再发眩晕。

按语：眩晕最早见于《内经》，称为"眩冒"。《景岳全书》载"眩运一证，虚者居其八九，而兼火兼痰者，不过十中一二耳"，强调"无虚不能作眩"。王清任创补阳还五汤作为气虚血瘀证的代表方，载于《医林改错·瘫痿论》中。明代虞抟曾提出"血瘀致眩"的理论，以气虚血瘀作为眩晕的最主要病机和出发点。患者体型偏胖、平素易汗出、脉沉，均为气虚之象；面色晦暗、舌质偏暗，为血瘀之候。气虚无力推动血行，血行不畅则易成血瘀，血不能上荣清窍则脑失所养，发为眩晕，为气虚血瘀证，以补阳还五汤加减治疗。方中重用生黄芪，因"气为血之帅""气行则血行"，补气使气充以推动血行，经络通畅；当归为血中之气药，与赤芍、地龙、全蝎、鸡血藤为伍，寓通于补；川芎活血行气，使补而不滞；天麻、白芷、菊花、僵蚕、三七相配清利头目，散瘀息风；葛根引诸药上行，直入病灶。通过补气活血化瘀，患者诸症除，身安。

小结

综上可见，王清任作为清代著名的医家，不拘泥于固有思想的束缚，阅读古人脏腑论及相关绘图后，敢于质疑，亲身实践，觉人立言之误，而著《医林改错》一书。《医林改错》在中国医学史上的地位极高，虽历年来对其评价褒贬不一，但不可否认的是其气血合脉说、脏腑论及灵机记性在脑论均对后世影响深远，对于针灸临床的应用也具有重大的指导意义。其对于刺血疗法的指导在于活血化瘀理论的应用。刺血疗法可包括三棱针点刺出血或梅花针扣刺出血，也可在出血后通过拔罐以增加出血量，瘀血诸症均可用此治之，达到"菀陈则除之"，通经活络的治疗效果。

王清任重视气血，认为气血为人体生命的源泉。他提出："治病之要诀，在明白气血，无论外感、内伤，要知初病伤人何物，不能伤脏腑，不能伤筋骨，不能伤皮肉，所伤者无非气血。"王氏认为血寒、血热、瘟毒等均可导致瘀血的发生，同时总结出50种瘀血之症状，以此创立了"补气活血"和"逐瘀活血"两大法则。其活血化瘀之法，可运用于内、外、妇、儿、五官、骨伤等多个领域。而对于危急重症的治疗，西医直到20世纪七八十年代才认识到抢救重点为改善微循环，而《医林改错》早已认识到重度感染及感染性休克仅治疗初期清热解毒，后期回阳救逆远远不够，要结合活血化瘀，可见王清任思想之超前与深刻。

王氏一生勇于实践，敢于质疑，于《医林改错》中重新绘制人体解剖图谱25幅，总结了33个治瘀方，开创了中医从人体实体解剖研究医理的先河，是中医发展从抽象思维到具象思维的突破。对于书中改对了多少，抑或改错了多少暂且放置一边，我们更应学习王清任坚持不懈躬身实践的精神，敢于质疑的态度和勇于创新的思维方式。"今余刻此图，并非独出己见，评论古人之短长，非欲后人知我，亦不避后人罪我，惟愿医林中人……不致南辕北辙"，可见其注重实践、崇尚真理、严谨治学的态度。我们应以批判的思想取其精华，去其糟粕，更好地将其学术思想应用于临床实践之中，为中医的发展贡献一份力量。

参 考 文 献

[1] 严世芸.中医各家学说 [M].北京：中国中医药出版社，2017：288.
[2] 沈宏春，王科创，王倩.王清任医案两则释疑 [J].实用中医药杂志，2008，24，(4)：259.
[3] 王学平.膈下逐瘀汤治疗五更泻 [J].北京中医杂志，1991，(6)：22.

［4］刘钧．王清任活血化瘀理论在针灸临床运用举隅［J］．江苏中医药，2004，25（10）：43-44.

［5］樊一桦，姜鉴航，田蓉，等．王清任中医思想和临证经验探析［J］．亚太传统医药，2016，12（19）：84-86.

［6］赵进喜，张昱，赵志付，等．《医林改错》，倡导存疑求真精神；逐瘀妙方，开创活血化瘀法门［J］亚太传统医药，2016，9（10）：1225-1229.

［7］王清任．医林改错［M］．北京：中国中医药出版社，1995.

第十章　张锡纯

第一节　医家传略与针灸学术思想

一、张锡纯传略

张锡纯（1860—1933 年），字寿甫，清末民初河北省盐山县人。张氏自幼敏而好学，攻读经史书籍，又涉猎岐黄之术，后因两试秋闱不中，故转而潜心专研医术；早年间，奔走乡梓，行医济世，后应聘从戎至武汉为军医；1917 年在沈阳创建"立达中医院"，后战起回故居河北沧州行医；1926 年，移居天津后创办"天津国医函授学校"，培养了大批中医人才。张氏严谨治学，重视实践，主张沟通中西，是近代中西医汇通派的代表人物之一。张氏不仅医术高尚，更为病患殚精竭虑，极度负责。他曾亲尝草药，体验巴豆、花椒、甘遂等药物的毒性反应和用量，亲自为病患护送草药达旦，并到病患家中监督煎煮。

张锡纯精研《内经》《神农本草经》《伤寒论》等诸经典，同时接触西学，受时代思潮的影响，萌发了衷中参西的思想。1900 年前后十余年的读书、应诊过程，使张氏学术思想趋于成熟。1909 年，张氏完成《医学衷中参西录》前 3 期初稿，此时医名渐著于国内。其平生著作颇多，但因天津洪水淹没，传世者仅有《医学衷中参西录》一书。该书从理论到实践，从辨证到用药，均从汇通观点出发，进行了大胆而有益的尝试，做到了学古不泥古、参西不背中，具有很高的临床实用价值。该书在理法方药方面都有独到的发明和突破，思想新颖，别开生面，1957—1985 年间，河北省先后 4 次整理印行《医学衷中参西录》，总发行量近 50 万册。其内容大致分为 4 个方面。该书前 3 期是医方发挥，集中论述各类医方，总数约 160 余首，处方范围涵盖内科、外科、妇科、儿科、眼科、五官科等临床科室，主治病证有喘息、痰饮、肺病、心病、癫狂、中风、呕吐、霍乱、泄泻、痢疾、消渴、癃闭、淋证、疟疾等数十种。其所载方剂除少数古方外，大多为张锡纯原创，如镇肝熄风汤、升陷汤、寿胎丸、固冲汤、安冲汤、一味薯蓣饮等。第 4 期重点论述药物，载有常用中药 83 种、常见西药 45 种。其中中药方面，除介绍单味药的性味归经、功效主治、炮制方法、临床应用外，还附有医案；西药方面，略述药物的性状、成分、功效等，多有按语与治验。第 5 期为医论医话，内容较为广泛，集中反映了作者的中西汇通思想。第 6 期之后开始论述临床验案，内容分为虚劳喘嗽、气病、血病、脑充血、肠胃病、黄疸、痢疾等十几个门类，每类之下又细分各种证型，每证又从病因、证候、诊断、处方、方解、效果、说明 7 个方面进行阐述。此书的论案相互印证，对理法方药进行发明创新，具有极高的临床实用价值，对近代中医界有着巨大影响。

二、针灸学术思想

张锡纯先生在其所存著作中未发现有针灸学术思想的论述，但有少量以经络理论指导临证用药的论述，如张氏为治疗冲脉为病创制的理冲汤、安冲汤、固冲汤、温冲汤等方剂，均有较好的疗效。后世医家以张锡纯的大气下陷理论指导针灸临床实践，取得了满意的疗效。也有医家采用针药结合的治疗方法如升陷汤结合针刺治疗慢性疲劳综合征、尿潴留等疾病，以镇肝熄风汤结合针刺治疗脑中风、眩晕、颈椎病、小儿多动症、原发性面肌痉挛等疾病，均取得了良好的治疗效果。

第二节　临床举隅

张锡纯为清末民初著名医家，精研中医古代经典，同时受时代思潮的影响，萌发了衷中参西的思想。其代表作《医学衷中参西录》至今流传，该书集中体现了中西汇通的思想，对后世影响巨大。本篇摘取其代表作《医学衷中参西录》中的临床医案数则，从中医和西医两方面分析其遣方用药思想，以期为现代临床用药提供参考。

案一　温病兼虚热

高振之，山西人，年二十八岁，来天津谋事，寓居其友家一区陈宅，于仲秋得温病。

病因：朋友招饮，饮酒过度，又多喝热茶，周身出汗，出外受风。

证候：周身骨节作疼，身热三十九度四分，心中热而且渴，舌苔薄而微黄。大便干燥，小便短赤，时或干嗽，身体酸软殊其，动则眩晕，脉数逾五至，浮弦无力。自始病至此已四十日矣，屡次延医服药无效。

诊断：此证乃薄受外感，并非难治之证。因治疗失宜，已逾月而外表未解，内热自不能清。病则懒食，又兼热久耗阴，遂由外感之实热，酿成内伤之虚热，二热相并，则愈难治矣。斯当以大滋真阴之药为主，而以解表泻热之药佐之。

处方：生怀山药一两，生怀地黄一两，玄参一两，沙参六钱，生杭勺六钱，大甘枸杞五钱，天冬五钱，天花粉五钱，滑石三钱，甘草三钱。

共煎汤一大碗，分三次温饮下，其初饮一次时，先用白糖水送服西药阿斯匹林半瓦，然后服汤药。

复诊：初服药一次后，周身得汗，骨节已不觉疼，二次、三次继续服完，热退强半，小便通畅，脉已不浮弦，跳动稍有力。遂即原方略为加减，俾再服之。

效果：将药先服一次，周身又得微汗，继将二分服下，口已不渴，其日大便亦通下，便下之后，顿觉精神清爽，灼热全无，病遂从此痊愈。（《医学衷中参西录》）

按语： 本案患者外感实热，内伤虚热，先服阿司匹林发汗解表，解肌清热，同时予怀山药、怀地黄、玄参各一两滋真阴，辅以沙参、天冬、天花粉进一步滋阴清热，滑石利小便清实热，诸药配伍则外感内伤之邪俱去，同时祛邪又不伤正，故效果甚佳。张锡纯擅长应用山药，在《医学衷中参西录》中所创170首方剂中，有近50首使用山药。山药性味甘平，既能补气又能养阴，主要用于补肺肾定咳喘、健脾补肾止泻、滋阴津治温病等，是药食两用之佳品。张锡纯先生常将地黄与山药配伍组成对药使用，既清热又滋阴。玄参为凉血滋阴之品。本案中怀山药、怀地黄、玄参用量均至一两，与其他药品相须为用能滋真阴、清实热、退虚热，故而本方与阿司匹林联合使用能解表清里，协同增效。

案二 寒解汤治疗温病两则

寒解汤：生石膏（一两，捣碎），知母（八钱），连翘（一钱五分），蝉蜕（一钱五分，去足土）。

一人，年三十许。得温证，延医治不效，迁延十余日。愚诊视之，脉虽洪而有力，仍兼浮象。问其头痛乎？曰：然。渴欲饮凉水乎？曰：有时亦饮凉水，然不至燥渴耳。知其为日虽多，而阳明之热，犹未甚实，太阳之表，犹未尽罢也。投以寒解汤，须臾汗出而愈。

一叟，年七旬。素有劳疾，薄受外感，即发喘逆。投以小青龙汤，去麻黄，加杏仁、生石膏辄愈。上元节后，因外感甚重，旧病复发，五六日间，热之阳明之府。脉象弦长浮数，按之有力，而无洪滑之象。投以寒解汤，加潞参三钱，一剂汗出而喘愈。再诊其脉，余热犹炽，继投以白虎加人参以山药代粳米汤一大剂，分三次温服下，尽剂而愈。（《医学衷中参西录》）

按语： 寒解汤证，阳明腑热已实，而犹有一分太阳流连未去，故方中重用石膏、知母清胃腑之热，复用连翘、蝉蜕之善达表者，引胃中化而欲散之热，仍还太阳作汗而解。张锡纯善用石膏，其治疗范围达到内、外、妇、儿、五官各科，除用于外感实热证外，还用于热盛于里、外感兼内伤等证。张锡纯在临床应用中重视配伍，强调平衡药性，或升降相宜，或寒热并用，总以提高疗效为度。本案所用之寒解汤由石膏、知母、连翘、蝉蜕组成，清热之品配宣透之药，其力内至脏腑筋骨，外至腠理皮毛，皆能透达。寒解汤与张锡纯创制的清解汤、凉解汤，合称"三解汤"，最能体现张锡纯寒温统一、注重清透的学术思想。

案三　升陷汤治疗大气下陷案两则

升陷汤：生箭（六钱），知母（三钱），柴胡（一钱五分），桔梗（一钱五分），升麻（一钱）。

一人，年四十八，素有喘病，受外感即发，每岁反复二三次，医者投以小青龙加石膏汤辄效。一日反复甚剧，大喘昼夜不止。医者投以从前方两剂，分毫无效。延愚诊视，其脉数至六至，兼有沉濡之象，疑其阴虚不能纳气，故气上逆而作喘也。因其脉兼沉濡，不敢用降气之品，遂用熟地黄、生山药、枸杞、玄参大滋真阴之品，大剂煎汤，送服人参小块二钱，连服三剂，喘虽减轻，仍不能止。复诊视时，见令人为其捶背，言背常发紧，捶之则稍轻，呼吸亦稍舒畅。此时，其脉已不数，仍然沉濡。因细询此次反复之由，言曾努力搬运重物，当时即觉气分不舒，迟二三日遂发喘。乃恍悟，此证因阴虚不能纳气，故难于吸。因用力太过，大气下陷，故难于呼。其呼吸皆需努力，故呼吸倍形迫促。但用纳气法治之，止治其病因之半，是以其喘亦愈其半也。遂改用升陷汤，方中升麻、柴胡、桔梗皆不敢用，以桂枝尖三钱代之。又将知母加倍，再加玄参四钱，连服数剂痊愈。

一人，年二十余。因力田劳苦过度，致胸中大气下陷，四肢懒动，饮食减少，自言胸中满闷，其实非满闷，乃短气也。病患不善述病情，往往如此。医者不能自审病因，投以开胸理气之剂，服之增重。又改用半补半破之剂，服两剂后，病又增重，又延他医，投以桔梗、当归、木香各数钱，病大见愈，盖全赖桔梗升提气分之力也。医者不知病愈之由，再服时，竟将桔梗易为苏梗，升降易性，病骤反复。自此不敢服药，迟延二十余日，病势垂危，喘不能卧，昼夜倚壁而坐；假寐片时，气息将停，心下突然胀起，急呼醒之，连连喘息数口，始觉气息稍续；倦极静卧片时，觉腹中重千斤，不能转侧，且不敢仰卧。延愚诊视，其脉乍有乍无，寸关尺三部，或一部独见，或两部同见，又皆一再动而止。此病之危，已至极点。投以生箭一两，柴胡、升麻、净萸肉各二钱。煎服片时，腹中大响一阵，有似昏愦苏醒，须臾恍然醒悟，自此呼吸复常，可以安卧，转侧轻松。其六脉皆见，仍有雀啄之象。自言百病皆除，惟觉胸中烦热，遂将方中升麻、柴胡皆改用钱半，又加贝母、玄参各六钱，服后脉遂复常。惟左关叁伍不调，知其气分之根柢犹未实也。遂改用野台参一两，玄参、天冬、麦冬各三钱，两剂痊愈。（《医学衷中参西录》）

按语："大气下陷"证为大气不足，虚极自陷，此两则案例即为比较严重的大气下陷证。张锡纯针对"大气下陷"证，多采用益气升陷之法，选用升陷汤。升陷汤，以黄芪为君药，取其补气升气，因其性稍热，以知母之凉润制约之，柴胡、升麻引大气上升，桔梗载诸药上行。全方合用，以升补大气，升阳举陷。

案四　镇肝熄风汤治疗类中风之脑充血两则

镇肝熄风汤：怀牛膝（一两），生赭石（一两，轧细），生龙骨（五钱，捣碎），生龟板（五钱，捣碎），生杭勺（五钱），玄参（五钱），天冬（五钱），川楝子（二钱，捣碎），生麦芽（二钱），茵陈（二钱），甘草（钱半）。

刘铁珊将军来津后，时常觉脑中发热，时或眩晕，心中烦躁不宁，脉象弦长有力，左右皆然，知系脑充血证……俾用绿豆实于囊中做枕，为外治之法。又投以镇肝熄风汤，于方中加地黄一两，连服数剂，脑中已不觉热，去川楝子，将生地黄改为六钱，服过旬日，脉象和平，心中不再烦躁，遂停服药物。

一媪，年过七旬，陡然左半身瘫废。其左脉弦硬而大，有外越欲散之势，投以镇肝熄风汤，又加净萸肉一两，一剂而愈。（《医学衷中参西录》）

按语：镇肝熄风汤，原治内中风证，其脉弦长有力，或上盛下虚，头目时常眩晕，或脑中时常作疼发热，或目胀耳鸣，或心中烦热，或时常噫气，或肢体渐觉不利，或口眼歪斜，或面色如醉，甚或眩晕，至于颠仆，昏不知人，移时苏醒，或醒后不能复原，精神短少，或肢体瘫废，或成偏枯。方中牛膝引血下行，为君药；赭石降逆平冲，龙骨、牡蛎、龟甲、芍药镇肝息风共为臣药；玄参、天冬清肺气助肺肃降，川楝子、茵陈、麦芽疏肝郁、泄肝热、引肝气下行，甘草调和诸药，共为佐使。后世效仿此方者颇多，广泛用于高血压、头痛、失眠等领域，均取得了良好的效果。

案五　薯蓣粥治疗脾胃虚弱案两则

薯蓣粥：生怀山药（一斤，轧细过罗）。上药一味，每服用药七八钱，或至一两，和凉水调入锅内，置炉上，不住以箸搅之，二三沸即成粥服之。若小儿服，或少调以白糖亦可。

奉天大东关，学校教员郑子绰之女，年五岁，秋日为风寒所束，心中发热。医者不知用辛凉表散，而纯投以苦寒之药，连服十余剂，致脾胃受伤，大便滑泻，月余不止，而上焦之热益炽。医者皆辞不治，始求愚为诊视。其形状羸弱已甚，脉象细微浮数，表里俱热，时时恶心，不能饮食，昼夜犹泻十余次，治以此粥，俾随便饮之，日四五次，一次不过数羹匙，旬日痊愈。

一门生，吴书林，年二十一。羸弱发热，脉象虚数，不能饮食，俾早晚服山药粥，加白布圣（吃乳之小猪、小牛胃中津液，而制为白粉），晌午单服玄参三钱，煎汤服。如此数日，食量增加，发热亦愈，自此健壮。（《医学衷中参西录》）

按语：薯蓣粥是张锡纯所著《医学衷中参西录》的经典食疗方，由单味山药组成，山药脾肾双补，在上能清，在下能固，利小便而止大便，且又为寻常服食之物，以之做粥，少加白糖调和，小儿必喜食之。治疗泄泻，以山药汁本稠黏，若更以之做粥，则稠黏之力益增，大有留恋肠胃之功，故调理脾胃效果颇佳。

第三节　学术发微

一、学术理论

张锡纯身处西学东渐的民国时代，他积极学习西方医学，对当时传入中国的西方解剖学、生理学以及药理学都有相当程度的研究，于年近50岁完成《医学衷中参西录》前3期书稿，成为近代中西医汇通派的代表人物。其学术思想的形成多源于《内经》和《神农本草经》，对《伤寒论》也有专门的论述。不仅如此，张锡纯还在历代著名医家及学派的学术思想基础上，进一步发挥或发展。比如他对唐容川的三焦脂膜学说比较认同，又对《脉经》《内经》内容加以深入研究，并将其运用到临床中。清代名医黄元御的左升右降理论亦颇得张锡纯认同，但他并没有拘泥于此，而是在传承的基础上进行了创新，创制了镇肝熄风汤、升陷汤、升降汤等著名方剂，发挥了左升右降理论。另外，张锡纯还重视冲气为病，善用镇冲降逆。他认为，冲脉在胞室之两旁，上隶阳明胃经，下连肾少阴经，有任脉为之担任，督脉为之督摄，带脉为之约束，阴跷阳跷为之拥护。倘若冲气乘逆，每致八脉违和，上犯胃腹，下乱肾肝、血室而诸证环生，治此证者宜以敛冲镇冲为主，而以降胃平肝之药佐之。其将冲任督脉的循行流注与气机升降有机融合，指导临证用药，是对左升右降理论的进一步补充和发展。张锡纯的主要学术思想主要有以下几方面，对近代中医界的发展产生了重要而深远的影响。

（一）提倡"衷中参西"

清末民初时期，西学东渐，西医学在我国传播迅速。但在当时，医学界存在两种极端，一类是一味崇尚西医反对中医者，一类是一味因循守旧抵触西医者，而张锡纯则主张以中医学为主体，以西医学为补充，倡导"衷中参西"，将中西医相互结合，取长补短，并从理论与实践方面开始尝试。

在用药方面，张锡纯主导西药重在治标，治在局部，中药重在治本，治病求因，而治病应当标本兼顾，如遇疑难杂症，则应当以西药治标，以中药治本，如此则奏效必速，并且提出两者不应相互抵触，而应相互为用。例如在治疗癫痫时，张氏根据《内经》原文中所记载的"诸风掉眩，皆属于肝"，以西药臭素、抱水诸品以及铅硫朱砂丸以麻醉镇静而治标，又主张徐以健脾、清火、祛风、利痰之品治其本。在治疗因中气下陷而导致的血崩时，张氏以生黄芪、白术、龙骨、牡蛎、柴胡之药升举阳气、收敛固涩的同时，又兼用西药麦角收缩止血。

张锡纯还对中、西医的生理和病理方面有新见解。他认为，西医提出人的神明在脑，而中医提出"心主神明"不过是说神明的作用在于心，说法虽有不同，但道理可相互汇通。对于吐衄，他则认为是由阳明气机上逆，胃血也随之上逆所致，这就印证了《素问·厥论》中所述"阳明厥逆衄呕血"。对于治疗，张氏则不论"或虚或实，或凉或热，治之者皆当以降胃之品为主"，研制了平胃寒降汤、滋阴清降汤等方药，以生赭石通降胃气，以白芍、龙骨、牡蛎滋阴潜阳，收到了良好的疗效。

（二）大气下陷论

张锡纯继喻昌"胸中大气说"后，对大气进行了进一步的阐释。他认为大气"以元气为根本，以水谷之气为养料，以胸中之地为宅窟者也"，即《内经》中所说的宗气，而由于"诚以能撑持全身，为诸气之纲领，包举肺外，司呼吸之枢机，故郑而重之为大气"。他认为，大气聚于胸中，包举肺外之大量阳气，源于元气而受到水谷精微之滋养，能主司呼吸，撑持全身，振奋精神，又对心与心思、脑力、肢体百骸动作有重要作用。大气若虚，呼吸便会不利，时时酸懒，精神不振，心思、脑力也不济。

"大气既陷，无气包举肺外以鼓动其阖辟之机，则呼吸顿停，所以不病而猝死。"张锡纯认为，大气病变主要是虚而陷，病情缓者会因大气下陷而呼吸不利，表现为全身衰竭的症状："有呼吸短气者，有心中怔忡者，有淋漓大汗者，有神昏健忘者，有声颤身动者，有寒热往来者，有胸中满闷者，有努力呼吸似喘者，有咽干作渴者，有常常呵欠者，有肢体痿废者，有食后易饥者，有二便不禁者，有癃闭身肿者，有张口呼气外出而气不上达，肛门突出者，有女子下血不止，更有经水逆行者。"这些症状均与心肺证候相关，常常与脾胃证候并见。如无心肺证候而只有脾胃病变者，谓之中气下陷，其之重者，张氏认为则可能引起大气下陷。此外，他还将大气下陷与中气下陷进行了区分："夫中气诚有下陷之时，然不若大气下陷之尤属危险也……中气下陷，泄泻日久，或转致大气下陷。"

张锡纯提出，大气下陷的原因主要是劳累过度、久病、误服药物："力小任重，或枵腹力作，或病后气力未复而勤于动作，或泄泻日久，或服破气药太过，或气分虚极自下陷。"他选用生黄芪为君升举阳气，知母为佐滋阴泻火，桔梗作舟楫之药而载药上行至胸中，柴胡以引大气下陷者自左而升，升麻以引大气下陷者自右而升，创制了升陷汤。气极虚者，加人参或桑寄生以培气之本，加山茱萸以防气涣散，气虚甚者增加升麻的用量。

张锡纯提出，若要助心肺之阳，必要先升提下陷之大气，不然，则但服温补心肺阳气之方药无效。他选取生黄芪、干姜、当归身、桂枝炭、甘草创制回阳升陷汤，以治疗因大气下陷所致的心肺阳虚证，其症见心冷、背紧、恶寒、短气等。

对于大气下陷所致的气分郁结，经络瘀滞，胸胁腹痛，张氏选取生黄芪、知母、当归身、桂枝尖、柴胡、乳香、没药制成理郁升陷汤；若脾气下陷，小便失禁，张氏则选用生黄芪、白术、桑寄生、续断、山茱萸、龙骨、牡蛎、川萆薢、甘草制成理脾升陷汤。

（三）寒温统一，注意清透

在温病方面，张锡纯提出温病治法已备于伤寒，温病初期宜用辛凉，辛凉治法亦备于伤寒，麻杏甘石汤"诚为温病初得之的方矣"，其外表证未解，内有蕴热则可服。温病传经已深，可用白虎汤、白虎加人参汤清燥热，以大、小承气汤通腑，以大、小陷胸汤开结散胸，以白头翁汤、黄芩汤治下利，以茵陈栀子柏皮汤治发黄等。张氏又指出寒温治法之别，"始异而终同"。"始异"即是伤寒发表可用温热之剂，温病发表必用辛凉之剂；"终同"即是病传阳明之后，不论伤寒、温病，皆可以寒凉治之，而大忌温热。

张锡纯将温病分为风温、春温、湿温三类。"大凡病温之人，多系内有蕴热，至春阳萌动之时，又薄受外感拘束，其热即陡发而成温。"他认为，三类温病虽然症状不同，但其本质皆起于郁热。张氏遵循"火郁发之"，治疗上主张宣散郁结，疏通气机，邪透外达，反对只用寒凉，只清不透，使邪无由出，并创立了清解汤、凉解汤、寒解汤三方，选取石膏清其内热，薄荷、连翘、蝉蜕发表，同时"引胃中化而欲散之热，仍还太阳作汗而解"。张氏在温病治疗初期即选用清透之法，正体现了对"郁热"本质的认识。

当出现温病入里化热，或伤寒、中风入里化热之阳明热盛之象时，张锡纯皆选取寒凉清热之法，不复有伤寒、中风、温病之区别，选用白虎汤加减化裁。张氏认为白虎汤之"四大"典型症状中，只有脉洪为必见症状。只要出现脉洪大，又兼有热盛之一二症状，则无论外感内伤，皆可用之。

阳明腑实用三承气汤之方法，张锡纯则认为承气力猛，审证不确，即足误事。他强调"凡遇阳明应下证，亦先投以白虎汤一二剂，更改其服法，将石膏为末而不入煎，以药汤送服之"，此方法屡屡奏效，张氏命名其为白虎承气汤。对于温热病神昏谵语，张氏遵从陆九芝"胃热之甚，神为之昏，从来神昏之病，皆数胃家"之说，将热病分为虚、实两类。若见脉象洪而有力，按之甚实者，可按阳明胃实治之，用大剂白虎汤；若脉兼见弦、数，或重按仍甚实者，可用白虎加人参汤；若邪入阳明，淫热于肝而肝风内动者，可以白虎去其阳明之热，以生龙骨、生牡蛎镇肝息风。

张氏治疗温病时，不仅善用白虎汤，更能依据不同病证而进行化裁，组成众多新方，如石膏粳米汤、镇逆白虎汤、通变白虎加人参汤等，皆从白虎汤化裁而得。

综上，张锡纯的衷中参西、大气下陷思想至今仍然指导和影响着中医临床实践，另外，其注重食疗、顾护脾胃的思想也对后世医家起着积极的借鉴作用。其精研经典，重视实践，师古不泥古，创新不离宗的治学态度更是我们后人的学习榜样。

二、张锡纯学术思想在针灸领域的现代应用

（一）升补大气法治疗心力衰竭

张锡纯的大气理论对心系病证的治疗影响深远，为针灸治疗心力衰竭提供了一条新思路。田黎等从大气下陷理论指导针灸治疗慢性心力衰竭，以升补大气为大法，从益清气、补中气、培元气三个方面入手：首先，取肺俞、中府、太渊、膻中、心俞、巨阙、内关等补心肺、益清气；其次，脾胃为水谷之海、后天之本、气机升降之枢纽，大气下陷于中、下二焦，此二焦气机必乱，故取脾俞、中脘、足三里，以调脾胃、补谷气；再次，取肾俞、气海、足临泣，以补肾益精，纳气平喘。上述诸穴配伍，既补谷气、益清气、培元气，使大气化生有源，又通调三焦，使大气上行之路畅通，清升浊降，助大气上升回归本位，从而取得显著的临床疗效。

（二）降气平冲治疗冲气上逆

张锡纯《医学衷中参西录·论冲气上冲之病因病状病脉及治法》曰："冲气上冲之病甚多，而医者识其病者甚少。即或能识此病，亦多不能洞悉其病因，而施以相当之治法也。冲者，奇经八脉之一，其脉在胞室之两旁，与任脉相连，为肾脏之辅弼，气化相通。是以肾虚之人，冲气多不能收敛，而有上冲之弊。况冲脉之上原隶阳明胃府，因冲气上冲，胃府之气亦失其息息下行之常，或转而上逆，阻塞饮食，不能下行，多化痰涎，因腹中膨闷、哕气、呃逆连连不止，甚则两肋疼胀、头目眩晕。其脉则弦硬而长，乃肝脉之现象也。盖冲气上冲之证，固由于肾脏之虚，亦多由于肝气恣横，素性多怒之人，其肝气暴发，更助冲胃气之上逆，故脉之现象如此。治此证者，宜以敛冲镇冲为主，而以降胃平肝之药佐之。"中国人民大学医院赵文明等采用针灸疗法治疗此类病证，以降气平冲兼健脾补肾平肝为治则，选公孙和气冲为主穴，兼有肾虚者配太溪，兼有脾虚者配阴陵泉，兼有肝气上逆者配太冲，兼有胃气上逆者配内关、足三里，兼有大便不通者配天枢，兼有中气不足者配中脘、气海。其主穴公孙为脾经穴，通冲脉，具有很好的平冲降逆及健脾之效；气冲穴位于冲脉上，属足阳明胃经，具有平冲降逆、理气消胀之效。因而公孙和气冲配合共为主穴，临床常获奇效。

（三）针药结合

1. 升陷汤与针刺联合应用　张锡纯作为中西医汇通派之先驱，结合其自身多年的临床经验及对《内经》的深入研究，在其代表作《医学衷中参西录》中对"大气"理论进行了深入阐述，提出"大气陷下"说，并创制升陷汤进行治疗。升陷汤是治疗大气下陷的代表方剂，该方由生黄芪、柴胡、桔梗、升麻组成。从升陷汤结合针灸临床

应用来看，对于慢性疲劳综合征，苏志伟等认为该病属于气血耗伤导致的多脏器多系统功能失调的疾病，其基本病机为脏腑虚弱、气血不足、阴阳失调，治宜升清降浊，调理脏腑功能，故采用升陷汤加减联合针刺治疗，取穴大椎、至阳、心俞、膈俞、命门、肾俞、长强，平补平泻，结果较之单纯服用升陷汤，愈显率及总有效率均显著升高。此外对于术后尿潴留，中医认为宗气为聚于胸中之气，具有"走息道而行呼吸，贯心脉而行气血"之功，宗气强盛则肺能正常地宣发肃降，宗气不足则肺气宣肃失常，上可现腠理闭塞而无汗及肌肤浮肿，下可致小便不利等病变。周冰采用升陷汤加减配合针灸治疗术后尿潴留，选取百会、中脘、中极、气海、关元、中府、水道、足三里、三阴交、太溪穴，施以提插捻转补法为主，留针的同时以百会、中脘、关元、次髎为中心，向周围扩展约 2~4cm 的范围内施灸，灸疗每日 2 次，结果表明针药结合较之单纯的针灸治疗愈显率显著提高。

2. 镇肝熄风汤与针刺联合应用　镇肝熄风汤是张锡纯治疗中风的经典名方，具有镇肝息风、滋阴潜阳的功效。该方组成为怀牛膝、生赭石、生龙骨、生牡蛎、生龟甲、生白芍、玄参、天冬、川楝子、生麦芽、茵陈、甘草。心中热甚者，加生石膏；痰多者，加胆南星；尺脉重按虚者，加熟地黄、吴茱萸；大便不实者，去龟甲、赭石。该方重用牛膝为君，既能引上逆之血下行，又能补肝肾，行而有补。赭石走阳明经、冲脉，可降胃降冲，与牛膝合用可镇冲降胃，引血下行，使肝宁风息。麦芽升发肝气。小剂量的茵陈可清肝胆脾胃之热，与川楝子合用，可防肝火上蹿横逆之弊。玄参联合麦冬可清肺气并使之下行，则自能镇制肝木。牛膝补肾培本、引血下行，生龙骨收摄浮越上亢阳气，生牡蛎其性自下而上，三者与赭石合用，能使阴阳既济。牡蛎、龟甲具有滋阴潜阳平肝之功，可助君药滋潜制亢阳。芍药可收敛上焦浮热，使其下行自小便出。诸药合用，标本兼治，重镇降逆、升降结合，使阴阳归于平衡。镇肝熄风汤是张氏《医学衷中参西录》中的著名组方，专为肝阳上亢、气血上逆之类中风而设。从镇肝熄风汤联合针刺来看，现代医家采用镇肝熄风汤联合针刺治疗脑卒中、眩晕等症，取得了良好的效果。如付颖在西医常规治疗的基础上采用加味镇肝熄风汤与醒脑开窍针法联合治疗阴虚风动型脑梗死患者，与西医常规治疗相比，结果显示，神经功能缺损评分（NIHSS）分值显著降低，总有效率显著提高。何芬等采用针刺与镇肝熄风汤联合与单纯针刺进行对照，用于后循环缺血的眩晕患者，结果显示，针药组较之针刺组可显著增加血流速度，降低血液黏度，改善眩晕症状，恢复循环状态。

三、心得心悟

典型验案一　眩晕（高血压）

马某，女，67 岁，2018 年 5 月 8 日初诊。

主诉：眩晕、行走不稳 1 月余，加重 1 周。

现病史：患者体质素虚，1 月余前无显著诱因出现眩晕，站立及行走不稳，食欲不振，开始未在意，后因病情无好转，就诊于当地诊所，给予口服西药治疗（具体不详），效果差，近 1 周来病情有加重趋势，乏力明显，几乎不能站立及行走，遂来诊。既往史：有高血压病史 10 余年，最高血压达 200/120mmHg，不规律服用降压药，平日血压控制程度不详。现症：眩晕，站立不稳，胸闷气短乏力，进食少，大便困难，数日 1 次，小便可。查体：血压 160/100mmHg，神清，精神萎靡。颅神经检查无异常，四肢活动无障碍，病理征阴性，舌淡少津，脉沉迟微弱。

西医诊断：高血压病，3 级。

中医诊断：眩晕，大气下陷证。

治疗：继续服用降压药物（马来酸左旋氨氯地平，5mg，1 次/日。依那普利，10mg，1 次/日），同时给予针灸治疗。针灸治则：补益中气，升阳举陷。针灸处方：百会、气海、关元、中脘、天枢（双）、足三里（双）、三阴交（双）、太溪（双）。其中气海、关元用补法，其余穴位平补平泻，针刺同时取百会、神阙、气海、关元给予悬灸，用补法，神阙灸 10 分钟，其余每穴灸 5 分钟，灸疗完毕起针，约留针 25 分钟。针灸每日 1 次，每周治疗 5 次。

治疗 4 周后，患者眩晕症状显著改善，能少量进食；又巩固治疗 2 周，患者症状基本缓解，无气短乏力，行走入常，随访半年无复发。

按语：笔者在临床所遇到的眩晕患者，凡辨证属大气下陷者，给予补脾益气、升阳举陷的治疗，均效果显著。处方取百会、气海、关元是为补益中气，升举阳气；取中脘、天枢、足三里、三阴交等是为健运中焦，补益后天；取太溪是为补肾填精；腹部大面积灸疗，是为温散寒邪，培元固本，虚寒证患者效果尤佳。上述诸穴合用，起到补脾益肾、培补阳气、升补大气之用，故而效果显著。

典型验案二 腹泻（肠功能紊乱）

钟某，男，90 岁，2019 年 5 月 15 初诊。

主诉：腹泻 1 个月。

现病史：1 个月前患者因不完全肠梗阻就诊于我院呼吸消化科，给予禁食、胃肠减压、中药灌肠、维持水电解质平衡、营养支持、抗感染等各种治疗，肠梗阻症状逐步缓解，出院回家调整。但之后患者出现腹泻，每日数次，症状持续 1 个月无好转，遂来我科就诊。现症：腹泻，每日 5～10 次，为稀便或水样便，量不多，无腹痛，无发热，食欲差，神疲乏力，卧床。查体：神清，精神差，腹软，无压痛，肠鸣音弱，无移动性浊音，神疲乏力，面色少华，气短，自汗，动则加重，舌淡苔白，边有齿痕，脉细弱。

西医诊断：肠功能紊乱。

中医诊断：泄泻，大气下陷证。

治则：补脾益气，培元固本。

治疗：针刺加艾灸治疗。针灸处方：百会、中脘、天枢（双）、气海、关元、足三里（双）、上巨虚（双）、脾俞（双）、肾俞（双）。操作：患者先取俯卧位，针脾俞、肾俞，每穴行补法1分钟，起针；然后患者取仰卧位，先针百会，次针四肢穴位，最后针腹部穴位，其中百会、气海、关元、三里行补法，其余穴位平补平泻。另外采用立方体灸盒（规格：32cm×23cm×18cm，灸盒内距离底部约7.5cm处有一钢丝网，平行于水平面固定于灸盒内壁上，网上有凹槽，槽内可放置艾段），灸盒内置3根艾段，每根艾段长约5cm，将3根艾段的一端同时点燃，盖上灸盒盖，置于患者腹部，以肚脐为中心放置，灸盒长轴与脐水平平行，针与灸同时进行，灸盒放于针上面（灸盒的钢丝网距皮肤的距离为7.5cm，不会压到针灸针），留置30分钟，移去灸盒，起针。每日治疗1次，每周治疗6次。

治疗2周后患者腹泻偶发，精神好转；又巩固治疗2周，患者腹泻停止，进食可，无气短，停止治疗，随访1个月未复发。

按语： 凡临床遇到气虚乃至气陷患者，给予单纯的针刺治疗常不能获得满意的疗效，而在针刺治疗同时配合艾灸盒进行灸疗，一则节省治疗时间，二则容易控制灸量，且与普通悬灸治疗相比，热效率高，如果能够给予足够的疗程治疗，故常获良效。但对于上述大气下陷患者，无论针刺还是灸疗，均宜手法温和，忌刺激量过大、急于求成，否则虚不受补，欲速则不达。关于针刺顺序，先针百会，以激发一身之阳，次针四肢的足三里、上巨虚，是为激发阳明经气，最后针腹部穴位，进一步补益中焦、固本培元，最终达到升阳举陷、改善胃肠功能的目的。

典型验案三　面瘫（面神经麻痹）

刘某，男，63岁，退休职工，2014年3月21日初诊。

主诉：右口眼歪斜2月余。

现病史：2个多月前患者在进食时发现食物停滞在颊部，饮水和漱口时右口角流涎，同时伴耳后疼痛，就诊于外院，间断给予糖皮质激素、B族维生素并联合理疗等，共治疗近1个月，症状未见明显改善，后又去私人诊所给予"膏药"外敷20余天，仍无明显效果，经人介绍来我科就诊。查体：右额纹消失，右眼不能闭合，右鼻唇沟消失，右侧面部张力减退，口角向下歪斜，不能完成鼓腮动作，House-Brackmann面神经功能分级Ⅵ级。舌淡边有齿痕，苔白腻，脉细弱。

西医诊断：面神经麻痹。

中医诊断：面瘫，脾虚肝郁、肝肾不足证。

治则：调督养胃，补脾益肾。

针刺处方：中脘、天枢（双）、足三里（双）、解溪、合谷（健侧）、承泣、四白、太阳、丝竹空、颧髎、颊车、地仓、迎香、牵正。头面部腧穴均取患侧。

治疗 2 周后，患者右面部出现额纹，右侧面部肌力有所改善，右侧鼻唇沟较左侧浅，仍不能做鼓腮动作，右眼闭合不全，耳后疼痛缓解，睡眠改善，House-Brackmann 面神经功能分级Ⅳ级；治疗 4 周后，右侧额纹较左侧浅，静止时两侧面部基本对称，右侧闭眼仍存有一线状缝隙，食欲好，睡眠可，House-Brackmann 面神经功能分级Ⅲ级；再依前法治疗 4 周，右侧面部眨眼及张嘴时有牵掣感，右眼闭合力略弱（闭合完全），余症状基本消失，House-Brackmann 面神经功能分级Ⅱ级，停止治疗。

按语： 脾胃为后天之本，张锡纯在临床中尤其重视脾胃的调理，所创薯蓣粥在临床应用每获奇效。笔者之前在临床常遇到顽固性面瘫患者，治疗 2 个月以上，面神经功能却难以恢复，笔者受其启发，转而采用从阳明论治针法，具体治疗方法如上所述，结果显示，与传统针刺相比，阳明论治针法在面神经功能的恢复及临床疗效方面均有显著的优势。"阳明论治针法"治疗面瘫的腧穴干预次序为：先针刺天枢、中脘，是为激发中焦阳气，调动全身气机；次针面部腧穴，是为宣散阳明之邪，以治其标；后针刺四肢远端阳明经穴，以疏调阳明经气，补益脾胃，壮气血生化之源以治其本。因此，阳明论治针法体现了重视后天之本，顾护脾胃的核心思想。

许多顽固性疾病，病程日久，脾胃功能受损，机体恢复及调节能力下降，导致疾病缠绵难愈，如果在常规治疗的基础上加用阳明经腧穴，可激发脏腑经气，调理脏腑功能，最终实现平衡阴阳，治疗疾病的目的。因此针对慢性顽固性疾病注重脾胃功能的调理，常能起到意想不到的效果。

小结

综上，张锡纯先生的大气下陷、衷中参西、寒温统一的学术思想一直指导着现代的临床实践，其所创名方镇肝熄风汤、升陷汤、薯蓣粥、寒解汤等对后世产生了深远的影响。而张锡纯的学术思想在针灸领域的应用尚不够广泛，这也正是我们针灸从业者需要深入挖掘、传承并发展的方向。

参 考 文 献

[1] 严序之. 张锡纯学术思想源流初探 [J]. 山西中医，2012，28（4）：1-3.

[2] 赵文明，白罡. "冲气上逆证"理论探讨及针灸治疗 [J]. 江西中医药，2012，43（3）：58-59.

[3] 苏志伟，李彩勤. 针刺配合升陷汤加减治疗慢性疲劳综合征 80 例 [J]. 河北中

医，2010，32（11）：1693-1694.

［4］周冰．针药结合治疗术后尿潴留64例疗效观察［J］.临床医药实践，2010，19
（7）：522.

［5］付颖．加味镇肝熄风汤联合醒脑开窍针法治疗脑梗死阴虚风动型临床观察［J］.
山西中医，2018，34（1）：30-31.

［6］何芬，谢韶东，崔羽．镇肝熄风汤结合针灸治疗眩晕症疗效及对椎-基底动脉血流
动力学的影响［J］.四川中医，2018，38（6）：139-141.

［7］张丽华，张姝，李艳红，等．阳明论治针法治疗面瘫疗效观察［J］.针灸推拿医
学，2015，13（6）：339-343.

［8］张锡纯．医学衷中参西录［M］.北京：中国医药科技出版社，2011.

后 记

  2017 年 7 月与薛维华、王国明等几位针灸同道一起交流探讨燕赵针灸学术问题，感悟古代先贤的学术理论与临床经验，深感燕赵医学的博大精深，深爱燕赵医学的我萌发撰写《燕赵古代医家针灸学术思想集萃》一书的设想。在中医学术七大流派中，河间和易水学派精彩纷呈；在针灸十大流派中，既有经学派的扁鹊，又有重灸派的窦材、重针派的窦汉卿，以及刺络放血派的刘完素和李东垣……这些都为燕赵医学做出了卓越的贡献。因此我和团队成员们秉承"用经典言传承，以学派论创新"的思路，开始着手准备撰写工作。查阅近千篇文献，阅读数十部相关著作，我们初步形成了撰写思路，即以河北区域为限定，以时间顺序为主线，每位医家按照学术传承（包括医家传略与针灸学术思想）、临床举隅、学术发微三部分内容进行撰写。

  从撰写本书开始，秉承"继承不泥古，创新不离宗"的原则，全体编写人员认真阅读原著，领会医家学术理论和临床经验的精髓，大量阅读现代文献，借鉴临床医家的临床应用成果，凸显传承创新的编写思路。其中医家传略主要依据魏稼、高希言《各家针灸学说》和严世芸《中医各家学说》摘记撰写，其代表著作按年代排序，并简要介绍具体内容。针灸学术思想部分以医家原著为主，结合现代医家研究成果分条撰写，力求思路清楚，表达准确，体现针灸学术如选穴组方、针刺手法、特定穴应用、临证经验等主要内容。临床举隅部分，从医家原著中精选医案，或从其学术传人的著作中选择医案，结合各位编者的学术理论和临床经验撰写按语。为体现其临床应用价值，撰写按语时或分析该医案中所用方药的君臣佐使、辨证论治，或分析理法方穴、针刺手法等，旨在通过临床举隅内容启迪临证思维，开拓治疗思路。学术发微由医家学术理论、针灸学术思想的现代应用、心得心悟组成，以医家原著为主，同时结合现代临床医家的思想探析为补充，主要阐释医家的中医学术理论，参考临床研究文献，以述评的形式呈现现代临床医家对该古代医家针灸学术思想的发微，最后，编者以典型验案的形式，阐述在燕赵古代医家针灸学术思想的指导下自己的心得心悟，体现本书继承创新的编写理念。最后综合医家传略及针灸学术思想、临床举隅、学术发微全面总结医家的学术理论和临证经验，启迪后学，为现代针灸临床应用提供借鉴与思考。

  本书还存在很多遗憾，如本书突出的是燕赵古代十大医家的针灸学术思想，而对于全面反映中医理论和临证经验尚不能全面概括，以及现代医家对部分医家所创制方剂的研究无法全面展示，如张元素创制的当归拈痛汤、枳术丸、九味羌活汤，李东垣创制的补中益气汤、升阳散火汤，王清任创制的血府逐瘀汤、膈下逐瘀汤、通窍活血汤、补阳还五汤，张锡纯创制的升陷汤、镇肝熄风汤等。对于窦材、窦默等专门论述艾灸和针刺的医家，尚无法全面系统阐释其针灸学术思想。另外，由于燕赵十大医家中有的有直接或间接的师承关系，本次仅是粗浅梳理针灸学术思想的发展脉络，但对于剖析其学术思想的传承与应用，以及学术思想之间的相互影响，尚缺乏深入研究。并且，本次所选择的内容主要依据医家代表性著作，所以对其全部著作的内涵把握不够。因此今后应当全面梳理每一位医家的学术思想和临证经验，尤其加大对其所创制方剂的理法方药的深入研究，借鉴现代医学研究手段，在传承的基础之上开展机制探索，为经典名方的创新研究提供思路；还需加强以针刺艾灸为主线的窦材《扁鹊心书》和窦默《针经指南》的精研医典，梳理具有临床价值的适宜技术与方法，以专病研究为突破口，务求优化治疗方案，提高临床疗效；还要关注学术思想的传承与学术之间的相互影响，务求以学派为主线，以医家为代表，全面反映河间学派、易水学派的学术理论、传承脉络与规律，更好地继承和发扬燕赵古代中医名家的针灸医疗经验，助力燕赵学术的发扬光大。

　　在该书即将付梓出版之际，首先非常感谢中国针灸学会会长、世界针灸学会联合会主席刘保延教授为本书作序，我们敬佩刘会长的为人谦和，为刘老师深厚的学术造诣而折服。感谢河北省针灸学会会长康锁彬老师给予学生的关心和鼓励，编写中每当遇到困难时总能提出解决办法，并且在学术上给予指导与帮助，同时亲自为本书作序，让我们这些学生们备受感动和鼓舞。此外，邢潇副主任医师、周计春教授为本书的完成提出了诸多建设性的意见，并修改前言、后记等部分内容。张丽华主任医师、康华主治医师承担了较多的撰写任务，使我们心存感激。特别需要感谢的高美兰、李革飞、刘琪、杨洁、孙彬、刘文珊、李宏坤、石芳、兰向东、孙明新、赵鑫、李佳妮、杜玉茱、闫润润、段毅飞、杨玉凤等，这些研究生为查阅文献、校对书稿付出了辛勤的汗水。最后感谢河北中医学院的董尚朴教授、韩云鹏讲师的关心与支持。感谢河北省中医院宣传部范俊利、周文平老师为本书提供图片资料。最后感谢为本书成稿给予指导和帮助的所有人！

王艳君
2019 年 12 月 18 日